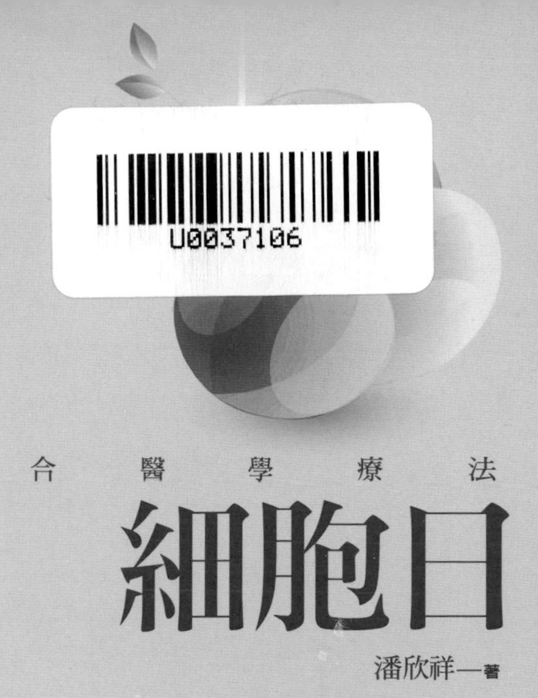

P & M 綠能整合醫學療法

細胞日

潘欣祥—著

cell's day

的職責及能力，並非「用藥物治療或用手術控制病變」，而是提供人體細胞良好且適合的生存空間，
人體細胞與生俱來的自行修復潛能，以逆轉衰退的機能或病變

國家圖書館出版品預行編目(CIP)資料

細胞日 ： 綠能整合醫學療法 / 潘欣祥作. -- 初版. -- 臺北市 ： 信實文化行銷, 2012.08
面 ； 公分. -- (What's health ; 4)
ISBN 978-986-6620-60-7 (平裝)

1. 另類療法 2. 健康法

418.995 101014042

What's Health 005

細胞日——P & M綠能整合醫學療法

作　　者：潘欣祥
總 編 輯：許汝紘
副總編輯：楊文玄
美術編輯：楊詠棠
行銷經理：吳京霖
發　　行：楊伯江、許麗雪
出　　版：信實文化行銷有限公司
地　　址：台北市大安區忠孝東路四段 341 號 11 樓之三
電　　話：(02) 2740-3939
傳　　真：(02) 2777-1413
www.wretch.cc/ blog/ cultuspeak
http://www. cultuspeak.com.tw
E-Mail：cultuspeak@cultuspeak.com.tw
劃撥帳號：50040687 信實文化行銷有限公司

印　　刷：漢藝有限公司
地　　址：新北市中和區中山路二段 315 巷 8 號 2 樓
電　　話：(02) 2247-7654

總 經 銷：聯合發行股份有限公司
地　　址：新北市新店區寶橋路 235 巷 6 弄 6 號 2 樓
電　　話：(02) 2917-8022

2012 年 8 月 初版
定價：新台幣 320 元

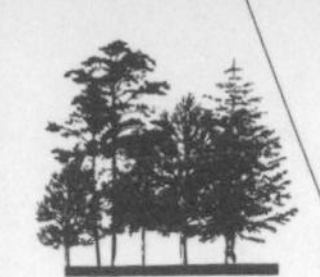

目錄

推薦序 8
自序 21
前言：何謂 P & M 綠能整合醫學療法 24

第一章：細胞日 27
地球日——外在生存環境的污染與干擾 30
宇宙的聖嬰與反聖嬰現象 31
人類21世紀的頭號天敵——自由基 33
細胞日——內在生存環境的污染與干擾 36
自由基的污染與干擾 38
衰老——細胞粒線體 DNA 的突變 43
自由基摧毀細胞自癒潛能 46

第二章：能量訊息的污染與干擾 49
光波的另類污染與干擾 52
日變週期的混亂 53
季節性情緒失常 56
音波的的另類污染與干擾 58
磁能場的另類污染與干擾 60
磁能場對細胞的影響 64
生物磁能場缺乏綜合症 70
訊息的另類污染與干擾 72

器官細胞的另類訊息 74
「望梅止渴」的訊息 75

第三章：人體的自癒防護系統 79

細胞的天然自癒作用 80
細胞的綠能作用 81
細胞的鹼化作用 85
人體的抗氧化防護自癒系統 86
超氧化物歧化系統 87
全方位抗氧化自癒作用 88

第四章：生物能量訊息與細胞自癒潛能 91

生物光譜與細胞「自癒」潛能 93
光能訊息與生物本能 94
生物光譜——細胞的原始動能 96
生物光譜與細胞「自癒」作用 100
天籟之音與細胞自癒作用 104
生物磁能場與細胞自癒潛能 106
生物磁能波的「自癒作用」 108
生物磁能波與酸鹼平衡、陰陽調和 109

第五章：P & M 綠能整合醫學療法 113

P & M 綠能整合的作用 114
P & M 綠能整合之效 116
激發人體自癒本能 117
人體需要整合的醫學 118

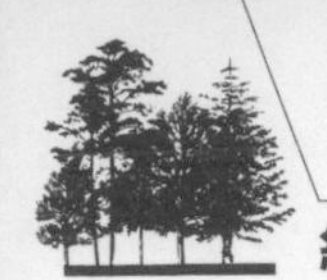

不藥而癒的醫療新境界　120
綠色的內在生存環境　122

第六章：P & M 的物質觀療法　127

維生素的抗氧化綠能作用　129
微量元素的抗氧化綠能作用　132
改良式螯合療法　136

第七章：P & M 的能量觀療法　143

生物光譜療法（Bio—Light therapy）——古往今來的醫學　147
「五色對應五臟」千年未解之謎？　147
綠色光能與肝細胞功能　151
紅色光能與心血管之關係　152
紫色光能與腎臟、大腦細胞　154
黃色光能與消化系統、胰臟之關係　156
「P & M」生物光譜儀之特色　159
生物音波療法——五音之共振、共鳴　161
聲音的波動　163
生物磁能場療法　166
磁能醫學大放異采　168
波動磁能場與針灸整合療法　171
針灸、經絡激發「自癒」潛能　173
針灸經絡的手機作用——新概念　175
針灸的（定位）導引作用　177
V.E.M.A.T. 的作用機制　182

第八章：P & M的訊息觀療法 185

改良式尿療法——訊息的「解毒」作用 187

刺絡、放血、拔罐——訊息的「自癒」作用 188

第九章：激發「自癒」潛能DIY 197

激發自癒潛能的食物 198

食療之自癒激發作用 202

DIY 激發「自癒潛能」的食譜 205

營養保健品的正確認知 207

激發自癒潛能的妙方 209

優質睡眠機發自癒潛能 211

氧氣激發自癒潛能 213

音波能量激發自癒潛能 215

運動激發自癒潛能 216

運動猝死之預警 218

陽光激發自癒潛能 222

訊息能量水激發自癒潛能 223

DIY「光譜能量水」——陽光能量水 226

DIY排毒的「自癒」作用 232

自體代謝毒素 232

體內主要毒素——二氧化碳的酸水 235

簡易DIY排毒法 238

以汽車保養概念來保健 243

附 錄 244

彩 圖 246

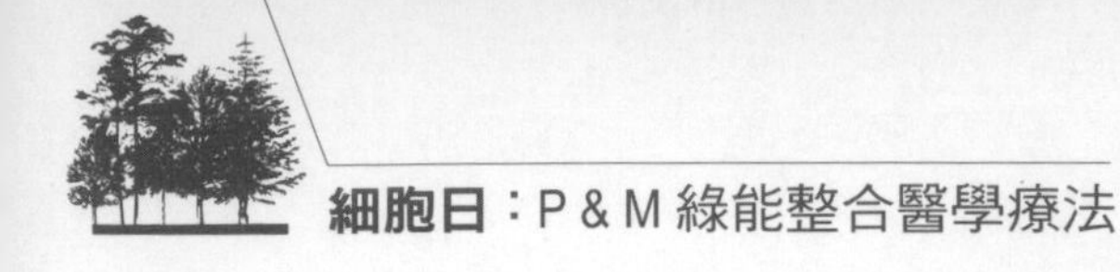

推薦序

更寬廣的全新視角下的醫學

科學中的一切進步都帶點異端邪説的味道，因為每一個重要的新發現即便是沒有全盤推翻主流觀點，也會部分否定之。要當一個貨真價實的科學探險者，必需無所畏懼，憑實驗結果説話。　　——琳恩‧麥塔格特（Lynne Mc Taggart）

「意識場」或「慈悲場」，與我提出的「資訊場」，幾乎是同樣概念。　　——台灣大學校長 李嗣涔

我與潘、馬兩博士相識的介紹者是「另類醫學」，以及對台大校長李嗣涔博士的「資訊論」、王唯工博士「氣的樂章」的共同認同。

積超越半個世紀的從醫經歷，促使我對主流西醫的思路和觀念，尤其是未來走向不斷反思。隨著科技發展，化約論醫學（reductionist medicine）已占據主流，將整體分解簡化為孤立的部塊，為此我感到憂慮。上世紀末 WHO 調查顯示全世界人口80％ 的初級醫療保健方法是另類醫學，美國國會已撥款成立另類醫學辦公室（OAM），對此，我曾有專文在海外有關刊物上

發表。相同的理念、共同的憂慮逐漸促成了以探索推廣另類醫學為宗旨和目的小群體。

有關潘、馬兩博士的波動資訊能量整合療法的訊息，是遠在加拿大的顏思健教授傳送給我的。得此訊息後我和卞崇良高級工程師（我們兩位以相加160多歲的高齡）冒黃梅酷暑，依循舊址記載，用了幾乎整天時間苦苦尋覓，終於如願以償，得見潘醫師，足見其療法傳播之廣和影響之深！

綜觀兩位博士三本大作，他們是以能量資訊為切入點，正如王唯工博士以共振為切入點一樣。腳踏實地地通過醫療實踐，並逐步深化成大醫學。而能量資訊又是宇宙質量、能量、訊息三大元素裡關鍵中的關鍵，稱之謂 Key。最新研究成果已結論為「能量在所有次原子粒子間不斷移動所產生的量子場，使宇宙間一切物質在次原子層次全連接在一起，在這個層次上，每個人都是一種搏動的能量訊息包，而且相互交換互動。」（參見2011年 11 月出版的《念力秘密 2》）。

如果將前兩本論述定為切入點，則他們經過多年實踐探索、經驗積累，已由縱向前進發展到今天三元素的橫向擴展，並用傳統的五行相生相剋將三者綜合成相互聯結、相互轉化的整體。

本書第六章的物質觀療法與諾貝爾獎雙冠得主鮑林博士（Dr. Linus Pauling）所提出的矯正醫學不謀而合。

值得指出的是：據我本人掌握的近期文獻資料，本文是

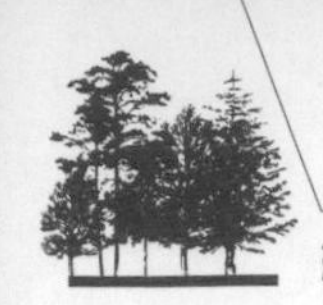

首先從宏觀層面提出與「地球日」平行並重的「細胞日」之觀念，以內外綠色環境相輔相或的哲學概念解決日益嚴重的人類健康危機的全球第一個聲音。

如果作者對第二本著作中的玄奇經驗提出曾有過顧慮的話，那麼，隨著科學研究的證實，他們已大可放心。尤其最近集全球頂尖實驗室對「心念」、「意念」能產生物理「力」的研究已成定論，科學家認為「具有目的的思維，科學家或稱之為意念（intention），可以產生一種強力能量，足以改變物理現實。」也就是所謂的「信息場」理論。

當我讀完《P & M綠能醫學療法》全文，電腦屏幕暗下來後，另一扇回憶畫面在沉思中浮現在我腦海。那是上世紀五〇年代，我剛進入北大醫學院。吳階平教授、王叔咸教授等知名前輩，帶著北京老協和醫學教育的餘香時常教導我們如何做一個醫生的古老命題。其中就有「從哲學角度思考醫學問題」，「不要做醫匠要做醫家」。早期德國醫學王子胡費藍（Christoph Wilhelm Hufeland）曾說過：「只有一個真正的君子才能成為一個真正的醫生」。

「行醫金科玉律」中有一句話：「行醫是一種藝術而非交易，是一種使命而非行業。在這個使命中，用心要如同用腦」。要從生命的詩句上來鼓舞我們每天的例行診療工作。

這就是我與潘博士短暫接觸並通過別人對未見面的馬博士的描繪，包括她的心路歷程，再加上拜讀他們三本大作後的聯想和觸動。

文章寫完了，我也累了，我閉上眼睛默默地向上蒼祈禱！願好人一生平安！願他們的成果造福人類，包括富人、窮人和常人！

前上海職工醫學院病理教研室主任　鍾天樂於上海
2012. 7. 5

推薦序

細胞的顏色

我與 Dr. Pan 從認識到熟識，其間過程應該可以寫成電影劇本了，此中雖談不上曲折離奇，但也峰迴路轉。

Dr. Pan 說到，目前有許多朋友是因為找他治病進而結交的，不過我並不是。又或許，因看病而結識至少不用繞太多的路。

現在回憶起，我猜想 Dr. Pan 可能一度以為我是個騙子，但終究上帝還給我一個公道。如果從「細胞的顏色」就可以看得出我是不是騙子，那麼對 Dr. Pan 來說，這可說是再簡單不過的事了，他可以不用麻煩上帝。但「細胞的顏色」可以知道人的健康與否，卻不能判斷人的好壞。而做醫生的不管是好人或壞人都得救，所以我現在才有這樣的機緣在此書的角落寫這麼一段插曲。

我是個不折不扣對抗健保的基本教義者，不得已才繳納健保費的國民，而且心不甘情不願。一方面本人不信任西醫，另方面則認為把自己的命交給醫生還真不放心。這樣一說，很多人肯定不以為然，但這也是我為何替《細胞日》寫序的心情。

八百萬種死法

美國推理作家勞倫斯．卜洛克（Lawrence Block）的【馬修．史卡德探案系列】（Matthew Scudder）作品中的《八百萬種死法》(*Eight Million Ways to Die*),故事內容描述私家偵探史卡德接了一名妓女琴·達科能的委託案件,去跟皮條客錢斯談判,因琴想從皮肉生涯引退。錢斯本人則表現出一付完全不在乎的態度,反正等著下海的人多得是,於是任務輕鬆地達成。但是幾天之後,殺人事件竟發生了,琴慘死在一家旅館床角的地毯上,另有妓女接著受到殘殺,還有另一名自殺。

所謂的八百萬種死法,並非真有八百萬種死法,而是1980年代的美國紐約有八百萬人口。那時的紐約地鐵骯髒、到處都是塗鴨,第七大道入夜後的槍響司空見慣,時代廣場附近流鶯遍布,卜洛克不惜筆墨地描寫紐約充滿了黑暗、暴力、孤獨與死亡的情景。一個住了八百萬人口的冷漠都市,有八百萬個故事,就會出現八百萬種死法。這部小說的重點並不在於誰殺了琴,而在於琴為什麼會死,是怎樣的死法。而出現這樣死法的機會,大於八百萬分之一。

《細胞日》的重點並不在於細胞病變,而是細胞解密。或許我們知道細胞、血液對人體的重要,但仍舊不太認識它。這幾年,Dr. Pan & Ma 持續寫作,將他們所學、所研究、從實驗的成功案例,竭盡所能地發表,以揭示醫學的真實與幻象就像我前面引述的卜洛克小說,重點不是死了一個妓女,而是死的真相,醫學豈可如同瞎子摸象……。

分門別類的迷思

從基礎教育我們的學習便開始分類、分別、分科,這樣的學習很容易有偏見，父母會因為孩子某些科目的好壞給予偏頗的認知，造成全面學習的障礙。「什麼都想學」非但不被稱讚與鼓勵，反而被解釋成三心二意，不夠專注。專門專項培養出來的孩子，最後顯得EQ差，適應力差，美學差，人際關係差，溝通能力差，就像人體裡五臟六腑的照顧一樣，若不能全面，如何存活呢？因為缺乏溝通或溝通不良，人與人便疏離了，大家都說這個世界生病了，卻不看看自已身體裡病得多嚴重，人體裡代替溝通的細胞若也出現不良狀態又怎能不病呢！

《細胞日》應該是一本武功秘笈，而 Pan & Ma 或可比擬為神雕俠侶中的小龍女和楊過，Maybe是郭靖與黃蓉，更或者是柯南．道爾筆下的福爾摩斯與華生醫生。說穿了，這本武功祕笈有沒有難解的武功心法，其實沒有，Pan & Ma是不是名師高徒百年難見的奇才，其實也不是，秘密在於接納與匯集。道理、醫理可能人人都懂，但懂得融會貫通的人才是可貴的，任何大師的武功，也得打通任督二脈才能練成不是嗎？

酷斯拉是許多人熟知的電影，故事描述一基因突變的怪獸，跑到地表，摧毀人類文明的結果。這支好萊塢電影，聲光娛樂效果十足，但看完之後，僅有少數人會將那成為人類公敵的可憐酷斯拉聯想到今日人類的處境：人體遭受孕育我們的環境摧殘（也可以說互相摧殘），那些人類習以為常，賴以為生的自然、光線、空氣、水，已經被破壞汙染，也因為如此，我們正被巨變的環境所改變，成為突變的怪物。

我感謝上帝把人造得完美，竟可以抵禦毒物（農藥、西藥、添加物……）、輻射、電磁波等科技性傷害，到現在還是像個人樣的『人種』。其實，人類應把眼光放遠點看，不管「地球日」也好，「細胞日」也罷，希望酷斯拉只出現在電影裡。

Pan & Ma解密了細胞密碼

真相、迷思、訊息、發現、研究、統合……，Pan & Ma的《細胞日》把血液訊息、細胞保養，消化整理並融會成淺顯易懂的文字，喜歡偵探小說的讀者可以把它當成偵探家必讀的一本常識書，喜歡浪漫言情小說的讀者可以與你的細胞談一次戀愛，對於好奇心強被知識綁架的閱讀愛好者更是一本值得一看的工具書。

黎修陽　電影工作者

2012. 8. 5

推薦序

見微知著，是對於好醫師的一種恭維，他能夠透過一些細微的觀察就診斷出病人的疾病與風險。上醫醫未病，中醫醫欲病，下醫醫已病，一個好的醫師是能夠透過其專業素養及先進的檢測，在疾病未發之前就能夠提出預警並且早期介入與治療。

現代西方醫學的檢測十分精確，但門診常常碰到一類病人，他們常覺渾身不對勁、腰痠背痛、睡眠狀況不佳、頭暈等等，問題一堆……去醫院檢查卻檢查不出任何異常：生化檢查正常、超音波等檢查也正常。

西方醫學過度強調解剖、生化與物質方面的檢查，當身體發生病變時總是先展現在訊息與能量層面，當問題嚴重到物質層面產生不可逆的病變時常常已經太晚了。舉例：當肌肝酸大於正常值時，腎功能已經剩下不到百分之五十，如果我們能夠早期監測到身體的異常，在其進行到不可逆的狀態前就先行介入與調整，將可得到較好的醫療效果，這也才是我們一再強調，也希望推行的預防醫學。

西方醫學相當推崇預防醫學，但是其監測儀器與檢查方向卻一直沒有改變，所以對很多將要發生疾病處於亞健康狀態的民眾，沒辦法早期預測介入與治療，只能口頭衛教飲食、運動、營養補充，往往失去了先機。我在接觸到「一滴血檢測」後，深深為其所能預測與檢測的項目感到驚奇與著迷。這個檢查讓醫師能夠真正早期預測疾病，也讓醫師有機會能夠早期介入與預防疾病的發生。很高興潘醫師與馬醫師能夠將這樣一個先進與有效的檢測方法透過這本淺顯易懂的書來介紹給台灣的民眾與醫界，也期許自己能夠好好學習效法潘醫師與馬醫師而成為一個能夠醫未病的上醫。

林威竹醫師
台北醫學大學醫學士
私立沙鹿光田醫院家庭醫學科總醫師
承品生物科技公司自然醫學顧問
BodyGreen健康科技公司首席健康講師

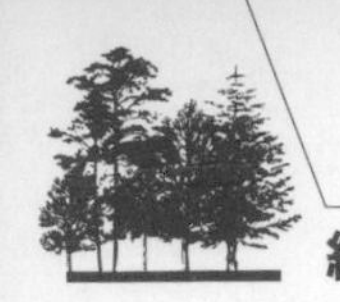

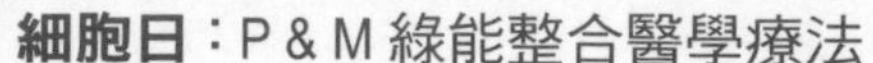

推薦序

健康是 1，其餘的財富、事業、愛情、名譽都是零。有了健康的 1，後面才能跟隨著這些 0。但若失去健康，一切就真的歸零了。這句話大家耳熟能詳：沒有了健康的身體，如何獲得後面所想要的快樂、愛情、事業、財富呢！

現代人有 70% 處於亞健康狀態，外觀看來沒有大病，但身心常處於不舒服的狀態。例如：疲憊、腰酸背痛、感冒、頭痛等等。但多數人並不加理會，等發展成慢性病，再處理就事倍功半而為時已晚。

預防醫學就是在疾病尚未成型之前或剛被診斷出來時，用高倍數血液透析儀器檢查，讓每一個人能看見真實的自己，就是一滴血。一滴血又分活血與乾血。活血可以看到數以萬計的紅血球是否長得健康，有沒有受到自由基的損毀，以及是否有毒素、斑塊、結晶、細菌、霉菌等等。乾血分析可以知道體內是否有發炎傾向與重金屬污染。不過，有好的儀器之外，更重要的是需要豐富經驗，以及能夠對症下藥的醫術。

目前主流醫學雖然為西醫，但仍有太多的疾病是西方醫學所無法解決的，從身旁的親朋好友到診所的顧客，都能看見她們對西醫失望轉而尋求預防醫學。潘欣祥醫師與馬芳傑醫師的「綠色整和療法」，能將病症的不適能減少，甚至痊癒，或在尚未發病時有效減低發病的機率。本人對此甚為佩服。

本人從事醫學美容十餘年，依循的是西醫主流。自從看見潘欣祥醫師與馬芳傑醫師治療後的奇蹟，本人深信預防醫學未來必成為主流，也深信在潘欣祥醫師與馬芳傑醫師的指導下，必能將其發揚光大，造福更多病患。

集翔醫務管理顧問有限公司
執行長 黃崧育

推薦序

前陣子，碰到一位舊識的女獅會會長，外表年輕了十幾歲，詢問之下，才知她去接受「綠色整合療法」的醫治，我聽了也前去做了療程，並立即見效，時間比其他同類的療程縮短一半以上，而且效果更顯著。

此種療法，能帶給人們在別的地方見不到的整合療程，是相當前衛與科學的，確實是醫師數十年的學習與經驗所再創造出的新結果，絕對是首屈一指的技術，希望藉由此書，能帶大家洞悉自已的身體訊息，並從而去改善問題。

值此出版之時，誠摯地將此書推薦給大家，希望大家健康、快樂。

鈞盛 林鈵傑

2012. 6. 20

自序

回顧習醫四十多年的歷程，發現主流西方醫學認為，人體器官細胞生存與代謝功能的必要元素，不外是呼吸的「氧氣」與消化食物的「營養」，當這些「化學元素」的氧氣不足與營養失衡時，人體器官細胞便陷入缺乏氧氣及營養的環境中，長此以往，功能必然日益衰退，當然也就引發長期慢性病變。

邁入中年後，因緣際會深入古中國醫學領域探索，卻發現中醫以「陰陽、寒熱、虛實、表裡」的「能量元素」平衡與否，論斷人體器官細胞生存環境與功能作用正常或病變，同時以其為調治病症的原則與方法。當人體器官細胞處於「不陰不陽、不寒不熱、不虛不實，不裡不外」的中庸與平衡時，即代表人體器官細胞處於調和且優質的環境下，如魚得水般正常運作並發揮功能。

近十多年來，接觸了「另類醫學」的順勢、螯合、音樂、光譜、磁場能量、功能醫學、花精訊息……等等療法，這些「五花八門」的醫學理論與治療原則及方法，令我感覺有如身在「見山不是山，見水不是水」的一片迷霧之中。

然而，物理學家霍夫曼提出的「宇宙的物質、能量、訊息三元論」，卻使我頓然領悟——人體的器官細胞同樣具有物質、能量與訊息三元論，更發現人體器官細胞的生存環境與功能作用的現象，竟然與宇宙大自然的能量與訊息有著密切關

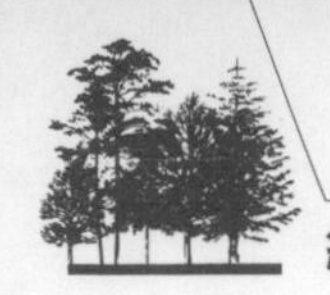

聯。這個「深入淺出」的宏觀視野，領人跳脫出「物質觀醫學的迷霧」，並深切體會「見山仍是山，見水仍是水」的禪境，如何渾然自現。

不論從主流西醫、古中國醫學或另類醫學的角度，審視人體器官細胞的生存環境與功能作用，理論雖然各不相同卻都正確，只是也都流於片面的認知而已。若以霍夫曼博士的宇宙三元觀，應用於人體器官細胞，將瞭解存在主流西醫、古中醫及另類醫學彼此之間的，並非「誰對誰錯」、「科學與不科學」的問題，而是各自擁有片面與角度不同的見解與認知。

當第十本書稿《向猝死說NO》完成，送交出版社時，曾與總編談及應用物質、能量與訊息的「綠能整合醫學療法」；這種療法可以激發人體血管內皮細胞，恢復自行產生一氧化氮（NO）的功能，因而逆轉心、腦血管硬化、粥狀斑塊阻塞，防治了人類十大死因之首——心、腦血管病變，還可以有效預警與防治「猝死」之高危險。

當今，「化學藥物或物理性手術」治標式或緊急救命式的醫療方法，如支架手術與口服抗血栓藥等，雖然能夠暫時解除心、腦血管病變的困擾與致命危機，然而，終究只是短暫的，仍然需要仰賴終生服藥或一再手術，最後依舊是命喪於其病變之手。

當總編聽我談及「古今中外的醫師之職責，在於提供人體器官細胞最好的生存環境，讓人體器官細胞能夠自行恢復功能，並因而激發『人體自癒能力』，使人體內任何病變自行恢復正常，達到人類醫學最高理想——『不藥而癒』的境界」

之後，基於悲天憫人的使命感，希望出版一本有關「激發人體自癒能力」的書。個人才疏學淺，實在不敢擔負，如此古今中外醫者之重任；但是受到總編之熱誠所撼動，所以自不量力，將四十多年西醫生涯，以及二十多年中醫與另類醫學的探索經驗，提出一些淺見薄識，與各位醫者或非醫者共分享。借此磚引玉，願以「綠能」的新概念與先進科技，來改善人體內器官細胞的「綠能」生存環境，激發「人體的自癒本能」。期望世人，除了重視外在生存環境的「地球日」，更能關懷內在生存環境的「細胞日」，讓人類的生存免於遭受病變的侵害！

作者 潘欣祥

前言

何謂 P & M 綠能整合醫學療法

曾有病友(因醫病關係而成為好友)建議，將「綠能整合醫學療法」，命名為「P & M 綠能整合醫學療法 」；「P & M」即摘取自我及馬醫生英文名的第一個字母，「Pan & Ma」。

雖然，這套整合醫學療法是將主流西醫的營養學、中醫的針灸經絡學，及五色、五音、五氣、五味對應五臟、五行的中醫理論，並且融合另類醫學的光譜療法、音樂療法、能量場療法、順勢療法、螯合療法，以及宗教醫學的訊息療法等等。雖然是當今首創，然而吾等不才，豈敢妄自居功；可是病友一致認為，我和馬醫生應該對這種新療法、新概念的醫學負責，所以必須加上「P & M」。

以下各章節，我們將一一探索及檢視「P & M 綠能整合醫學療法」如何提供人體內器官細胞最好的生存環境,以及如何激發自癒潛能的作用與機轉。

「P & M 綠能整合醫學療法」涵蓋了主流西醫、古中醫與另類醫學，也包括了物質、能量與訊息的三元論概念與治療方法。

物質元素——營養的補充；充分供應氧氣（O_2），多種維生素如 A、B_1、B_2、B_3、B_6、B_{12}、C，以及鋅、鎂、鈉、鉀等微量元素。

能量元素——啟動、調節與供給器官細胞的動能；經由針灸、電波的振動、波動電磁能場的共振，以及音波與各種色的光譜能量頻率，來激發與調節器官細胞功能。

訊息元素——啟動、傳導與交換物質中的資訊；運用改良式「尿療法」的解毒、排毒作用，以及刺絡拔罐的「修復損傷訊息」，激發了人體內器官細胞自癒作用。

由此可見，人體結構之複雜，眾多影響因素與人體健康息息相關，然而，關於人體這個軀體的醫療，竟被「人為」區分成主流、非主流、另類等。其實，這都是肇因於不同角度的探索與看法。比如，西醫從正面看人體；從背面看則是中醫；從側面探索人體則是自然醫學或另類醫學。

每一種醫學都各具其功效與特色，卻也因為各自專注於片面的角度，因而存在各自的「盲點」，結果導致許多人體的慢性病變與疾病的治療，目前僅能達到片面的成效。唯有從正面、背面、側面以及上下等各方面的全方位整合，融合各別醫學的優點，彼此相互彌補盲點，才能激發人體器官細胞的「自癒作用」潛能，逆轉功能衰退與病變的器官，促使人體恢復活力與健康。

當今，熱衷於另類醫學療法的國內外專家學者，如雨後春筍般紛紛提倡各種新奇與特殊的理論與療法。可是，許多療法經常只是熱鬧風行及嘩眾一時，而後絲毫不見病變與病症獲得

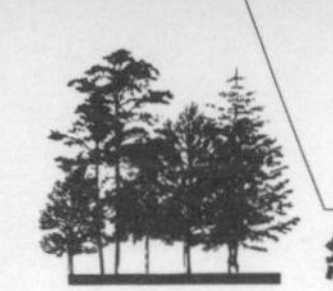

理想的改善或治療，病症與病變一再復發，因此大受質疑而逐漸消聲匿跡。這些華而不實的另類療法，甚至引發主流西醫的質疑，進而更加不予採信且排斥，結果反而阻礙這些醫學的良性發展，實在相當可惜！

事實上，人體醫學不應區分成西醫、中醫、自然醫學、另類醫學等眾多學派，應該只有一種「人類的醫學」；也毋須劃分各種醫學療法，應當根據病變及病症治療所需，將各種學派的醫學理論與療法予以融合與整合，悉力提供人體內器官細胞良好的生存空間，以及能夠發揮正常功能與機能的環境，以逆轉器官細胞的衰竭與病變。

實際上，醫生的職責及能力，並非「用藥治療或手術控制病變」，而是提供人體內器官細胞良好且適合的生存空間，激發人體器官細胞與生俱來的自行修復潛能，逆轉衰退的機能或病變。

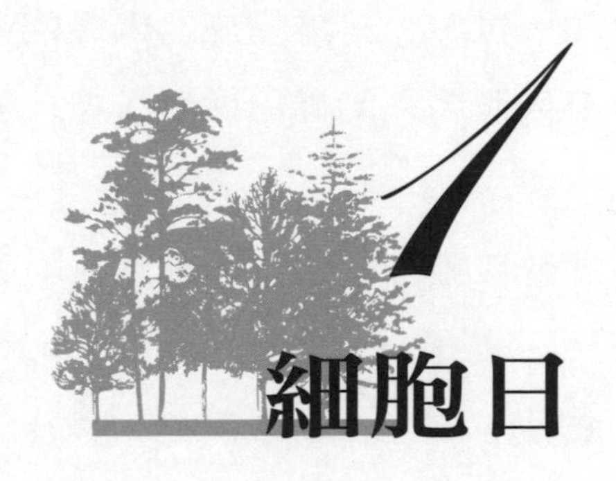

1 細胞日

細胞日

請問，當世人轟轟烈烈舉行綠色外在環保的「地球日」，甚至以美國總統歐巴馬為首，在哥本哈根舉行「外在環境暖化」的世界論壇。世界上有誰關注過人體內器官細胞的生存環境？又有誰為人體內在的綠色環保，舉行過「細胞日」的活動？

我們建議全世界的各界領袖，關注「地球日」的同時，應當也關注「細胞日」。事實上，重視人體內在的綠色生存環境，是人類群體的責任，更是各學派醫生的責任；除非人類自己願意放棄健康，忽視綠色的內在生存環境，而集體自願慢性自殺，或欣然接受突發猝死！

回顧，「地球日」——外在綠色環保的慶祝活動，各國領袖熱烈參與的最主要目的之一，不外想避免人類面臨滅亡，同時促進人體健康免於癌變與病變。由此可見，人類群體並不願慢性自殺或猝死。但為什麼總是側重於「地球日」的慶祝活動？卻忽視更重要的「細胞日」——內在綠色生存環保呢？

這又是人類的通病——感官的盲點——眼見為憑、鼻嗅為真、耳聽為實；外在環境的污染昭顯，透過感官便能知覺，眼睛看見了烏黑的煙，鼻子聞到了刺鼻的味道，耳朵聽見了吵雜的聲音，嘴巴喝到了不乾淨的水……等等。但是，人體內紅血球重疊凝集（如彩圖 1，見本書後彩頁，下同），造成表面積不足，不能與氧氣（O_2）相結合；血液因膽固醇、血脂、血糖濃度太高，導致太黏稠而不流暢；血管的內皮細胞遭到破壞，形成大體積斑塊阻塞，進而影響氧氣的輸送，以上這些「血中之氧」的問題，是細胞內在的嚴重生存問題，卻因為人們看不到、摸不著，無法受到世人及當今主流醫學的重視。

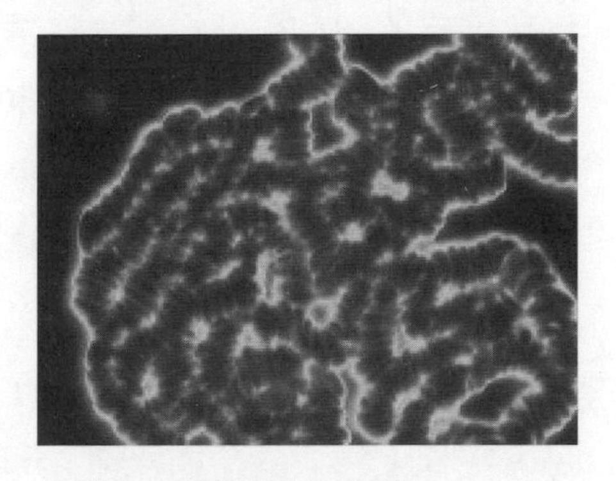

（彩圖 1，彩圖請見書後彩頁）

「這是專業問題應交由專家負責」這說法與觀念沒有錯，可是單憑專家的自動「清醒」，可能是十年、二十年以後的事，你、我與親友可能早已冤死、慘死、猝死了一大堆。換個角度來看，外在綠色環保，難道不也是專家的專業職責，只有專家才能真正瞭解，又為什麼需要美國前副總統高爾先生及現任總統歐巴馬先生挺身呼籲，而後大家再上街頭熱鬧舉行「地球日」慶祝活動呢？同樣的，危及人體內器官細胞的生存，不只是專家醫生的責任，更是人類群體的責任。當專家、醫生與衛生醫療主管單位陷於某種「盲點」，而不能清醒看透問題癥結，為了自己的健康與生存，人人都有責任挺身而出，大力宣導「細胞日」，喚醒大家重視體內的內在綠色生存環境——，正視血中之氧的問題。

地球日——外在生存環境的污染與干擾

近百年來，科技文明及科學技術的飛速發展，帶給人類無比進步的便利生活，卻同時帶來危害人類生命的副產品；比如大量使用的化學製劑，汽車和工業大量排放的廢氣或廢水，還有核爆及核電的輻射污染，以及人類正在日夜不斷製造的更多臭氧與氧化自由基，無時無刻破壞著宇宙的綠能生存環境。其實，驟然增加的臭氧及自由基，早已超過人類及生物所能維持平衡的標準，因此，人類的生存與健康，正面臨著絕種生物般的存亡絕續，即將陷入前所未有的內外在嚴峻環境，經歷一場全面反撲與生存挑戰的危局。

許多專家已經發現，除了空氣的污染、抽煙的煙霧、陽光中的紫外線、醫療的藥物和放射線，還有被污染的飲用水、含有農藥及基因生長激素的蔬果、注射大量抗生素和荷爾蒙的家畜等等，還發現高分貝音波的干擾、電磁波的污染，這些外在生存環境的污染與干擾，都會誘發人體形成大量的自由基；甚至過度劇烈的運動，以及日常生活的壓力，也會導致自由基的大量形成。可見，自由基正決定著人體未來基因的健康與生命，美國醫學學會因此特別呼籲：維持身體健康，必須每天攝取足夠的抗氧化劑！。

然而，當今地球的土壤，經過數十年的不當耕作，早已缺乏營養，加上化學肥料的濫用更惡化土質，因此，土地所生產的農作物與糧食營養價值已經大為降低了；不僅如此，後續又經過加工、儲存、烹調等多道處理過程，使維生素及礦物質的營養不斷流失，食物已毫無營養可言。如今，人類從飲食中僅能攝取到少量的抗氧化劑，偏偏形成自由基的環境污染因素，卻比從前更加嚴重，導致人體內的自由基遠遠多過抗氧化劑。

宇宙的聖嬰與反聖嬰現象

人類自我污染，自我毀滅，已經從外太空的大氣層一直擴展到地球之內的地層，無所不染、無所不毀。尤其，進入廿一世紀後，全球的氣候開始發生變化，出現數千百年來的異常——聖嬰與反聖嬰現象。

南北極的冰山大量熔化，南北極的生物如北極熊、企鵝、海獅、海豹等正面臨滅絕危機。去年，在網路上，有一幅相當吸引眾人目光的圖片，點閱率高居前三名，那是一幅

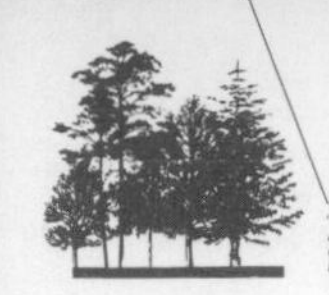

很美、很漂亮的風景畫：碧海藍天洋伴著一片翠綠草原，青青草地上長滿五顏六色的花朵，同時存在一隻雪白的北極熊，讓整個畫面更顯亮麗。可是，這般美麗的畫，卻無法令人感受到一絲快樂或美感，反而讓人感覺背脊一陣發涼，甚至浮現莫名的恐懼，因為：北極熊的故鄉，應該是一片白雪皚皚的北極，而非色彩繽紛鮮豔的怡人風景。此外，網路上還流傳另一幅照片，畫面更令人感到哀傷：一隻雪白的北極熊媽媽，帶著兩隻幼小的北極熊，正在一個屬於人類的垃圾筒旁，尋找食物。

全世界的氣流與氣候，不斷發生突變與異常，從未下雪的亞熱帶地區，竟然下起大雪來；從未酷熱高溫的地區，竟然溫度竄升至 40℃ 左右。火山爆發、地震、海嘯、暴雨、洪水、乾旱等天災，正大舉侵蝕整個地球，冰島、印尼等沉寂數十年的火山，再度噴發；印尼的中亞大海嘯、日本的大地震及大海嘯，都是百年來的大災難。每隔一二個月，總會出現天災肆虐的新聞報導，世界各地不是乾旱、就是暴雨或洪水，幾乎沒有倖免之國家民族或土地。

因此，聯合國與世界各國領袖，為了拯救地球，以及拯救地球上生存的人類與生物，藉由喚醒人類的自覺，共同推動「地球日」——重視已受到破壞的地球與宇宙，禁止人類繼續污染地球、暖化地球以及毀滅地球，讓人類的外在生存環境更綠化、節能、乾淨，以驥風調雨順、國泰民安。回顧2010 年上海世界博覽會，整個主軸完全在於地球的綠化與節能，臺灣館更是強調綠色、節能、乾淨地深入地球內的出色建築設計，深獲國際上的矚目與讚賞。

人類 21 世紀的頭號天敵——自由基

過去，人類一直認為生命宿敵是細菌和病毒，直到二十世紀的六十年代，生物學家經由煙囪清潔工人容易罹患肺癌，發現「自由基」也會危害人體的生命。因此，人類才意識到還有比細菌和病毒更為兇險，也更為隱蔽的天敵——自由基。

自由基的來源，一是人體內在所產生，一是受到外在環境不當的影響。一個穩定的原子，通常帶有成對的電子，固有結構遭到外力破壞時，將缺少一個電子，成為不配對電子的原子，於是產生了自由基。因為具有未配對的電子，自由基和自由原子處於非常活潑狀態，到處尋找能與自己配對結合的另一半；就像一位不甘寂寞的單身漢，如果總是找不到理想的伴侶，可能會成為社會上不安定的因素，所以自由基很容易與其他物質產生化學反應的變化。

宇宙萬物的生命，無時無刻都離不開自由基；每一個生物體，基本上都是一個隨時進行著氧化與還原反應的工廠。我們攝取的食物經過吸收代謝後，經由氧化作用轉變成身體

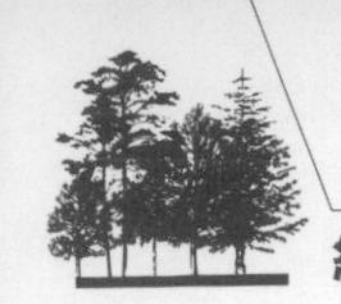

可以利用的能量，而在這個新陳代謝的氧化反應過程中，人體內就會產生大量的自由基，自由基是細胞正常代謝的產物，然而，自由基過度大量堆積就會傷害細胞的組成結構。

當人體年輕時，體內有非常好的「自由基中和系統」，可以清除過多的自由基，避免器官細胞受到傷害，但是這種抗氧化自由基的中和系統，將隨著年紀增長逐漸喪失功能，導致未被清除的自由基慢慢累積，最後對身體的組織細胞產生傷害。

根據專家研究顯示，除了正常的代謝過程會產生自由基之外，人們的日常生活，無時無刻不暴露在自由基的包圍和危害之中－－任何一種化學反應，或一種物質與另一種物質的接觸，都會產生自由基。

科學研究人員還發現，人類生活中充斥著自由基，例如烹調美味菜餚時所產生的油煙中就有自由基，常使得廚房裡的家庭主婦、餐廳廚師，罹患肺部疾病和癌症腫瘤的機率，遠遠高於一般人；又如陽光中的紫外線照射、藥物的作用、汽車排放的廢氣、工業生產所造成的空氣或水質污染、生活環境中的輻射和核電污染的傷害，亦處處充斥著自由基；甚至人們彼此握個手或促膝交談，心靈互動的片刻，自由基早已深入體內，並悄悄地蔓延開來了。

其實，當愛美人士使用化妝品時，化妝品中的自由基一接觸到人的皮膚，立刻從表皮細胞中搶奪電子，促使皮膚逐漸失去彈性、粗糙及老化，導致更多皺紋形成。或許，化妝品能美化一時，卻可能危害一生，千萬不可不慎呀！此外，點根煙而陶醉於吞雲吐霧之時，也會直接產生自由基；吸一隻香煙就像開了一座化工廠，它會產生數以千計的化合物，其中除了已被認知的焦油和煙鹼外，還存在多種「自由基」，最新的研究證明：吸煙時「自由基」的危害，遠遠大於煙鹼（尼古丁）。科學家們從煙霧中發現了一氧化碳、二氧化碳、烷基和烷氧基等多種有害人體健康的自由基，而且這些物質無法過濾清除，會隨著煙霧飄散在空氣中，造成「二手煙」的危害。

雖然，這些散佈在空氣中的自由基壽命非常短暫，存活時間僅僅 10 秒，然而，一旦吸入人體，就會立刻直接或間接損傷人體的細胞膜，或直接與基因結合，導致細胞的病變，進而引起肺間質纖維化、肺氣腫、肺癌等一系列與吸煙相關的疾病。同時也，對人體的器官細胞產生破壞作用，可能引發呼吸系統、心腦血管系統等一系列嚴重疾病或癌症。根據統計，一天 24 小時當中，人體平均暴露在 100,000～300,000 個自由基的外在環境裡，如此惡劣的外在生存環境，促使人體產生更多的自由基，更加嚴重威脅我們的生

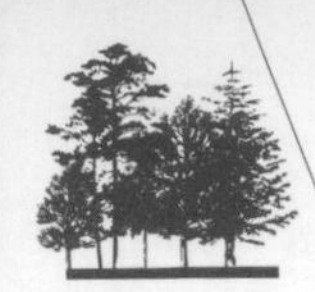

命與健康。所以說，人類已經深陷於「二十一世紀頭號天敵——自由基」的重重包圍、夾擊之中。自由基是未來世紀中，人類健康最隱避、最具攻擊性的天敵，而且多半來自人體之內；更可怕的是，人們對它毫無警戒之心，可能在不知不覺的忽視下喪命！（見彩圖 2）

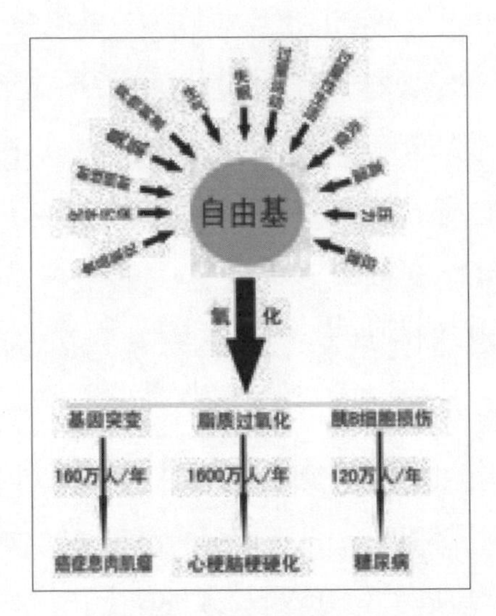

（彩圖 2，彩圖見書後彩頁）

細胞日——內在生存環境的污染與干擾

所有生物體內的自由基是與生俱來的，從生物歷經三十多億年的滄桑史而延續至今來看，正好說明，生物具有平衡自由基或清除多餘自由基的天生本能。

在正常生理狀況下，人體內在的多種自由基被封閉在細胞裡，不會四處亂跑亂竄，也不致於傷害人體內的細胞及其功能。人體內的自由基，以不同結構特徵與各種元素結合，引發各種作用；既可傳遞維持生命活力的能量，也可以消滅入侵人體的細菌、病毒和寄生蟲，還具有排除毒素的功能，對生命是有益而無害的。

人體器官細胞進行生理與病理的氧化反應過程中，不斷地產生具有強力氧化性的廢物——自由基，當人體內的抗氧化功能趨向衰弱時，將產生更多且更不穩定的自由基。如果，這些器官細胞的功能發生障礙時，自由基的活動失去了控制，不能迅速地被抗氧化劑所中和，人體內就會堆積大量氧化自由基，進而影響人體基因的傳達、前列腺素的作用，以及環－磷酸腺苷（C-AMP）的訊息傳遞，當然也會破壞細胞 DNA 的結構。自由基與人體疾病之間密切相關，當生命的正常秩序受到自由基破壞，疾病必然隨之而來，為生命帶來莫大危害。

自由基彷彿是一把雙刃劍，當它和碳水化合物、蛋白質、脂肪或核酸產生作用時，細胞分子會發生三度空間結構的變化，造成細胞膜、血管壁、蛋白質、脂肪的損傷，乃至於細胞 DNA 的破壞，因此改變器官細胞的正常功能，引起器官細胞的病變與死亡。在科學和醫學文獻中，將這種氧化自由基的破壞力，稱為「氧化壓力」。

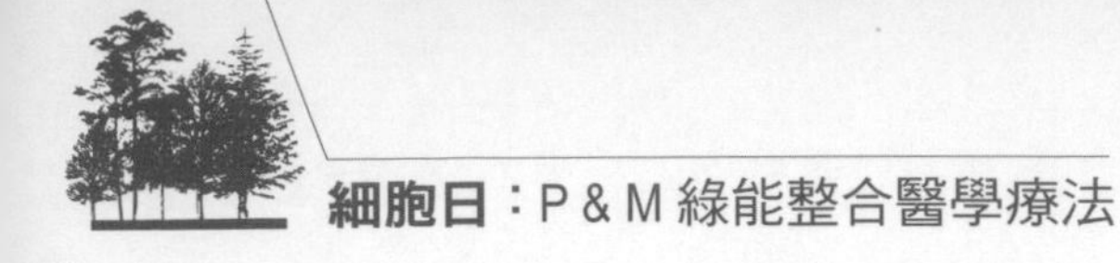

總而言之，自由基對人體的危害，有來自體內也有來自體外，既在引起細胞與基因突變的最深層，也在最表層留下損傷痕跡。

自由基的污染與干擾

由於自由基含未配對的電子，極不穩定，特別是Hydroxyl radical—（OH），因此會從鄰近的分子（包括脂肪、蛋白質和 DNA）上奪取電子，讓自己處於穩定的狀態。這樣一來，鄰近的分子又變成一個新的不穩定自由基，然後再去奪取其他細胞分子的電子……如此惡性連鎖反應的結果，讓一大群人體的器官組織和細胞結構受到破壞，導致細胞功能喪失、基因突變，甚至癌變，引起高血壓、心臟病、糖尿病、腦血管病變、腎臟病等慢性疾病及衰老的效應。自由基對人體的危害，主要在於破壞 胞膜，促使血清抗蛋白酶失去活性，以及損傷人體基因並引發細胞病變。

1. 破壞脂質細胞膜：細胞膜磷脂中的多聚不飽和脂肪酸（RH），其中不飽和的雙鍵，很容易受到氧化自由基的破壞，當一個電子被搶走，將導致脂質過氧化反應，形成一系列的脂質自由基及丙二醛。這些脂質自由基，將進一步引起細胞膜的流動性降低、通透性增高、粒線體腫脹，以及溶酶體的破壞與釋放，因而形成了 ROTS 塊的訊息（如彩圖 3）。

當細胞膜上的脂質被氧化，細胞膜改變流通性，養分便無法進入細胞內，造成細胞壞死，結果激起氧化自由基的惡性鏈鎖反應及增殖反應。一旦，細胞膜被破壞的速度大於細胞再生的速度，器官組織的功能就會衰退而老化，甚至病變及癌變。

2. 破壞細胞間質：氧化自由基促使透明的細胞間質酸分解，膠原蛋白便發生黏結，從而使細胞間質變得疏鬆，彈性大為降低，導致皮膚產生皺紋及乾枯老化。

3. 破壞蛋白質與酶：氧化自由基促使蛋白質的聚合、黏結、肽鏈斷裂，並引起蛋白質的變性，以及喪失酶的作用活力，因而影響細胞及細胞膜的離子通道，加強發炎反應，增強傷害力。

4. 破壞核酸及染色體：氧化自由基可使 DNA 鏈斷裂，並與堿基發生加成反應，引起 DNA 染色體的畸型病變、斷裂或基因突變，因而誘發癌症的病變，顯示 ROTS 塊體積增大（如彩圖 3）。

自由基引發人體細胞膜的病變與傷害，已被公認是許多疾病的起因，以及病情惡化的禍首。正常的細胞膜具有鬆散的化學結構，所以極富彈性和柔韌性，正因為如此，它的電子非常容易丟失，以致細胞膜失去彈性並喪失所有功能。人體內的血管內皮細胞極易遭受自由基破壞，促使基因分子的電子丟失，並破壞其分子結構，導致整個基因突變，從而引起整個生命系統發生混亂，造成人體健康的災難。

「生、老、病、死是自由基氧化過程」，氧化自由基理論的創始人之一 Dr. R. W. Bradford 認為:「人體生老病死的過程，就是一個自由基氧化過程」。人類能活多久？古羅馬時代，人類平均壽命只有 30 歲；當今已開發國家，隨著營養、醫療照顧及公共衛生的進步，平均壽命已達 80 歲，但是人體面臨機能老化與各種慢性疾病的困境，晚年往往必須忍受病痛或功能衰退之苦，天天依靠藥物過著「生不如死」的苟活日子。所以，當今人類真正健康、身體機能正常的生命期，實際上不及 80 歲。

雖然，生與死就像花開花謝，是一種遵循自然定律的現象。但是，年齡漸老並不一定要伴隨著病痛，生病也並非必然，只要從人體的內外在生存環境著手，以完備的醫療保健對抗體內的自由基，不僅可以減緩器官細胞老化，更可以減少疾病的病變，將人類健康及功能正常的生命期延長到百歲。（生物學家與古中醫學家一致認為，人類器官的壽命可達 120 歲。）

「老化」是動物或人體的器官細胞逐漸喪失正常功能，導致個體活力與免疫力下降、罹患疾病而終至死亡的自然過程。一般認為，人一旦過了 25 到 30 歲，體內細胞衰老的速度漸漸超越細胞新生的速度，導致正常功能的細胞越來越少，膠原蛋白也迅速流失，使得肌膚逐漸失去彈性或皺縮，老化的皺紋因而形成。

自古以來，不論古今中外、王卿將相和士紳富豪，都積極尋求長生不老之術；生物醫學專家和醫師，更是不斷地探究，人類老化的原因及抗衰老的祕訣與方法。

1950 年代，哈曼博士（Dr. Denham Harman）提出自由基學說。他發現，人體必須經由氧化還原反應，才能維持細胞正常的新陳代謝功能；然而，在代謝氧化的過程中所產生的自由基，卻會攻擊或破壞其他正常的細胞，導致人體的抵抗力下降，造成細胞的衰敗甚至死亡。

近百年來，有關衰老的假說及抗衰老的研究多不勝數，導致人體細胞老化的因素更是眾說紛紜，主要的五大學說是：基因機能學說、染色體學說、自由基學說、葡萄糖焦化學說以及荷爾蒙學說總歸而言，大致分成兩大類：

Ⅰ. 基因論：老化是生命過程中不可避免的宿命。這派學者專家認為，老化是命中註定（programmed）及不可逆轉（irreversible）的過程，而調控整個過程的基因訊息，在生命誕生之時，早已印記在細胞的 DNA 了，老化是生物發育（development）過程的晚期。確實，一些與生物的壓力反應

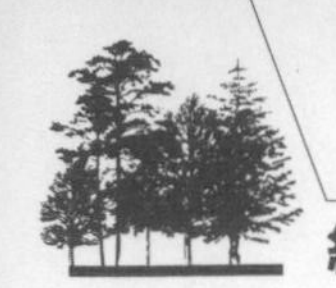

或 DNA 代謝相關的基因（泛稱衰老基因, senescencegene），已被證實在衰老過程當中，發生了「質與量」的改變。

II. 損傷論：老化是生物體內的生化分子不斷損傷的結果。這派學者專家認為生物在成長的過程中，體內細胞不斷累積內在性（endogenous）和外在性（exogenous）的破壞因數，例如器官細胞氧化代謝時所產生的活性氧分子（reactive oxygen species, 簡稱 ROS）屬於內在性破壞因數；而病毒、細菌、紫外線、輻射線、藥物、毒物及環境污染物等，則是外在性破壞因數。當體內組織細胞的損傷，累積到某個嚴重程度時，生命的基本功能受到影響，組織器官開始病變，進而導致生物體的死亡。

從古至今，衰老的機理各有不同理解。英國 Harman 曾提出「自由基與人體的衰老和疾病有關」，他以抗自由基的飼料餵小鼠，發現可以延長其壽命，1957 年又發表了研究報告，認為衰老來自人體正常代謝過程所產生的自由基。直到1978 年，Dr. R. W. Bradford 博士首次提出氧化自由基學的概念，發現人體血漿中的自由基，與器官細胞彼此相互作用，結果形成 ROTS 塊的訊息（如彩圖 3）；這些訊息反映了人體器官組織中新陳代謝的正常狀態，或功能負荷過重以及病變的狀態，並將這些 ROTS 狀態的訊息密碼，印證在人體的血液之中。

正常功能的訊息——沒有白的 ROTS

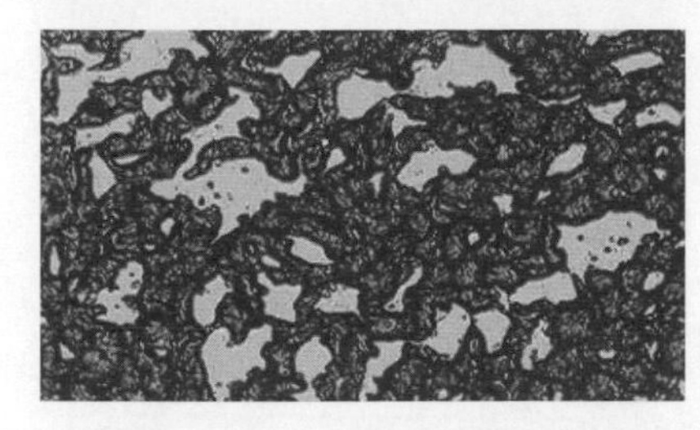

功能衰弱的訊息——很多白的 ROTS

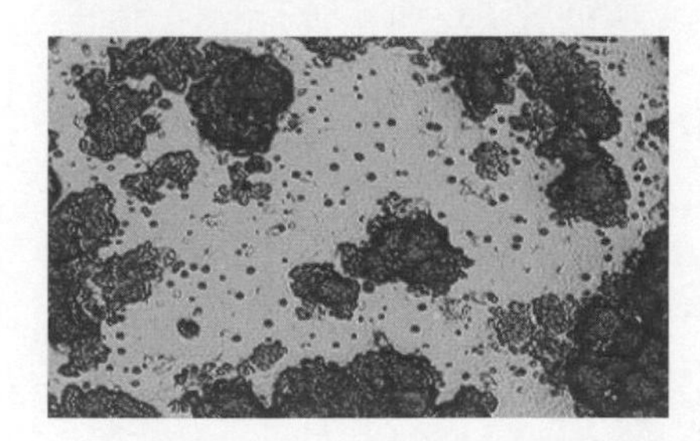

免疫力嚴重下降——巨大的白 ROTS

（彩圖 3，彩圖見書後彩頁）

如今，我們可以借助超高分倍生物顯微系統（專業一滴血），經由乾燥血片中的 ROTS 訊息，進行觀察、分析而得出器官細胞病變的診斷與預警。ROTS 塊中的氧化自由基，在高分倍顯微鏡下呈現白色、大小不一、多樣變化的形態。根據其大小、形態、分佈及內含物的訊息，對人體健康狀況進行準確的預測，有助於臨床診斷的早期預警，並能協助主流醫學提升醫療診斷的準確度，如心、腦血管科可以直接而且準確的預警中風、心肌梗塞等危機的突發，還可以追蹤治療效果的情況。

衰老——細胞粒線體 DNA 的突變

近幾年來，國際專家發現粒線體 DNA 突變，在人類及動物的衰老過程中，扮演了極為重要的角色。目前，已經發現至少二十餘種粒線體 DNA 的斷損或突變，與人類器官細胞的老化息息相關；同時，發現粒線體 DNA 斷損或突變的發生率（frequency of occurrence），隨著年齡的增加而升高，使得 ATP 的合成，不敷細胞新陳代謝的能量需求，進而嚴重影響組織器官的正常功能，終至出現老化的徵兆（aging signs）。

根據研究發現，粒線體 DNA 的點突變和斷損突變，不會出現在嬰兒和青少年的組織細胞中，祇有在 30 歲以上才開始逐漸發現，而且在 60 歲之後，以級數的方式急遽增加。所以，粒線體 DNA 的突變是生物和人類老化的最早徵兆。

事實上，粒線體是細胞生產自由基的基地，人類及動物細胞內，百分之九十以上的氧，是被粒線體所消耗掉，而其中百分之一至百分之五的氧分子，在正常情況下轉變成活性氧分子（ROS）。

1961 年，英國生化學家 Dr. Peter Mitchell 所提倡的「化學滲透學說」（chemiosmotic theory），認為粒線體藉著電子的傳遞過程，形成氫離子的電位差，來啟動 ATP 的合成。此外，粒線體的電子傳遞鏈，不斷地產生自由基。保守估計，粒線體內的自由基濃度，經常維持在 10-11M 左右。由於粒線體內膜含有豐富的不飽和脂肪酸，在自由基和 ROS 的攻擊下，發生了脂質過氧化（lipid peroxidation）反應，因此，粒線體DNA遭受ROS或自由基的破壞時，比細胞的其他部位承受更高的氧化壓力（oxidative stress）。

目前已有研究指出，人類粒線體DNA的突變機率，大概是核 DNA 的 17 倍；而且粒線體 DNA 遭受氧化破壞的程度，既嚴重且持續相當長久，因而不易修補。

皮膚老化，與粒線體 DNA 突變緊密相關，老年人皮膚細胞清除自由基的活力大幅降低，皮膚組織的粒線體DNA突變種類及相對含量，也比人體內的肝臟、肌肉和睪丸組織高出許多。另外，研究發現，同一個人身上，曝曬皮膚所含的突變型粒線體 DNA，也顯著高於非曝曬皮膚的含量。

當自由基作用於脂質的過氧化反應之後，終產物脂褐素（Lipofuscin）不溶於水而難以排出，當人體內血液循環功能下降之際，將大量堆積在細胞內。例如堆積在皮膚細胞內，即形成老年斑，這是衰老的外表像徵之一；當堆積在大腦細胞，則引起記憶減退或智力障礙，甚至出現老年癡呆症。當膠原蛋白溶解性下降、彈性降低以及水合能力減退，結果導致皮膚失去張力而皺紋增多，以及骨質再生能力減弱等；而脂質的過氧化，也會導致眼球晶狀體出現視網膜模糊等病變，誘發老年性視力障礙，如眼花、白內障等病症。一旦脂褐素的堆積更嚴重，將促使皮膚細胞的免疫力下降，而導致皮膚的老化與腫瘤。

自由基摧毀細胞自癒潛能

常見的氧化自由基，如超氧陰離子自由基、羥自由基、脂氧自由基、二氧化氮和一氧化氮自由基，加上過氧化氫、單線態氧和臭氧（通稱「活性氧」）過多時，往往超出了人體的排除能力，導致器官組織細胞的損傷。彼得．柯維世（Peter Kovacic）醫生的研究證明，細胞核的 DNA 在細胞分裂時，是最脆弱的；此時，倘若自由基過多，不僅能破壞細胞的 DNA 核，而且經常破壞 DNA 鏈，特別是在「鐵離子」作用下所形成的 OH，毒性更大，足以破壞人體內脂類、蛋白質、核酸和細胞外基質。所以，癌症病人在使用離子時，必需十分小心。

人體內適量的活性氧自由基，具有免疫和資訊傳導的功能。當致癌物質的自由基，衝擊人體細胞初期，細胞的天生自癒潛能會修復被破壞的 DNA。但是，當氧化壓力持續加大時，破壞力大於自癒的修復作用，便引發 DNA 基因結構的破壞，造成 DNA 突變，引發細胞的不正常。當這些不正常細胞繼續複製時，突變細胞開始不受控制的生長，從身體的某一器官蔓延到另一器官（轉移），細胞就形成了癌變。所以，自由基不但促使人體器官逐漸衰弱、老化、病變甚至死亡，而且摧毀了人體自癒的潛能。

如果，有一種整合療法可以消除人體器官細胞內外在的自由基，則能再度激發人體自癒潛能，逆轉「逐漸衰弱、老化、病變的器官細胞」，恢復強壯、年輕、健康、活力的生命。果真如此，那是人類之福！之幸！

我們必須永銘於心：「醫生之職責與能力，在於創造與提供人體器官細胞優質的綠能生存環境，而不在於治療或控制病變與病症。」

2

能量訊息的污染與干擾

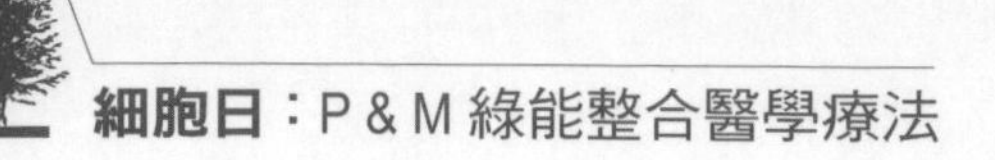

能量訊息的污染與干擾

科學巨擘愛因斯坦（Albert Einstein）的能量公式 $E=MC^2$，證明瞭浩瀚的宇宙萬物，不論生命或非生命，皆具有能量訊息及其影響所及的能量訊息場。無庸置疑的，人體內各個細胞、器官與組織，必然同時具備生物的能量訊息與能量訊息場。

大宇宙，一般指的是人體外在的大千世界；小宇宙，則是人體內在的大千世界。地球上的植物直接吸取了陽光、水分及土壤的礦物質元素，再加上風、雨、雪、霜等種種季節變化的自然能量，將宇宙能量轉化成為生物的能量活力。當草食動物，食用了這些含有能量的植物之後，力量自然變得更強大；雜食或肉食動物（包括我們人類）又以動植物為食，因此，生命活力的來源更為廣泛、強大。從物理學觀點來看，能量是建構生命現象的基本要素之一。

有些物質雖然不是生物，卻同樣具有能量場，由化學元素合成的東西，蘊藏的能量甚至超過一般生物的千百萬倍，例如原子彈、核子彈的爆炸能量。研究次原子與分子的物理學家，深入核心探索後發現「整個宇宙，都是由振動波和能量波所構成。」這種現象，時時刻刻也都發生在人體內的小宇宙。

人類天生具有生物全息的特異現象——人體內每一個器官或細胞之中，具有全身整體器官的訊息印記。因此，經由一個器官或一個細胞儲存的訊息特徵，就能夠判斷全部器官的生理功能狀態。

早在數千年前，中國的醫學典籍就已經記載了這種生物全息的理論，並應用於臨床醫學的診斷與治療，行之數千年。近年來，生物醫學專家以一個細胞複製出整隻牛、羊或人體器官之後，這種生物全息的理論及現象，才又得到了更多印證與追捧。

數千年前的人類與今天的人類，同樣擁有這種與生俱來的生物全息現象，甚至包括 DNA 的基因也具有生物全息現象。1948 年，物理學家葛伯（Gabor），應用 X 光立體顯微技術與鐳射訊息照相，在底片上成功捕捉一個參考波與訊息波的相互沖擊，完整呈現訊息的振幅和兩個物理量的顯像。。這種訊息照相的最大特色是，每個影像的點，皆保存著整體物性的訊息能量之奧，即使把底片裁成細碎的碎片，每一個碎片仍然能夠呈現整個物體的影像。

西元前 600 年，古希臘哲學家泰勒斯（Thales）就提出「水為萬物之始」的論點，認為一切東西都由水構成，最後又復歸於水，或者說一滴水就可以看到整個宇宙。中國醫學經典《黃帝內經》即以「整體訊息」的觀念，論述了陰陽學說、臟腑學說和經絡學說，並闡明瞭人體各器官彼此之間、人體外在表證之間、局部器官與整體系統之間，甚至包括人體與宇宙大地之間的互動，這所有訊息之間形成一個「互連網」；人體的生理功能、病理變化、診斷定論及治療，則與這個「互連網」之間的能量場息息相關。

「人類不過是宇宙能量場中的一種生物，其他生物或非生物體也或多或少含有能量場，只是包裹在不同形體當中而已」。所以，當外在的宇宙能量訊息不適合人體需要，或有害於人體器官細胞的能量訊息場時，將造成人體器官細胞功能衰退及病變，成為內在生存環境的另類污染與干擾。

光波的另類污染與干擾

自古以來，人類一直保存著令人難以想像的天生本能，以進行能量與訊息的儲藏、管理等複雜體系。太陽發射出大量且多種頻率的不同光譜，為宇宙間的生物提供豐富而多樣的能量與訊息，而且彼此間不間斷地進行各種能量與訊息的傳遞與交換作用。

當人體內的器官細胞無法獲得維持正常功能的必要生物光波能量與訊息，或者人體內有序的正常狀態受到不正常生物光波能量與訊息的「假情報」所擾亂時，必會造成人體內器官細胞功能的錯亂，導致人體器官細胞產生病變。從另一方面來說，如果人體得到，來自外在環境的適當的、正確的生物光波能量與訊息，則人體內器官細胞就可以獲得促進正常功能的能量與訊息，發揮「自癒作用」逆轉病變恢復健康。因此，光波的能量與訊息的交換是否正常，影響與決定了人體的健康狀況。

日變週期的混亂

宇宙所有生物及人類的生命能量，大部分來自太陽。同時，生物體和人體的內在功能與外在表相，如運動體能、血壓、體溫及激素分泌等，大都呈現一天24小時的週期變化，因此稱之為「日變週期」。這週期變化，源自生物體或人體內器官細胞的內在韻律，並且與宇宙的陽光週期同步，維持每天 24 小時的不同節律。

目前，已知下視丘是人體的生理時鐘與平衡中心，其中松果體是人類大腦中的一個重要組織，人類幼年時期，活性很強、功能很多，如防止過早發育等。專家發現，光波對人體功能的影響，大部分是經由松果體分泌褪黑激素來調控，當腦下垂體，接收到光波轉化成電脈衝的刺激，便立刻傳導到松果體，激勵分泌「褪黑激素」（Melatonin），以調控人

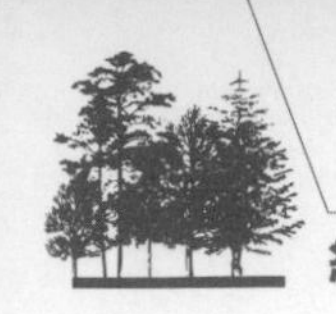

體器官細胞的新陳代謝，以及荷爾蒙激素系統和血液循環系統，並激發生物神經系統。

專家也已證實，陽光可以調控人體的生理時鐘，對人體的健康和情緒具有關鍵性的影響，。所以，當松果體的功能受到光波（白天與黑夜）的調控，同時影響人體產生「日變週期性」的效現象，使得人體的整體生理現象與外在環境之間產生良好的契合，正符合「天、地、人合一」的自然觀。

古中醫寶典《黃帝內經》也強調人體要隨太陽起落而作息，「日出而作、日落而息」，可見，人體的生理作息必需與太陽的運行相配合。人體的生理作息，不僅依照太陽起落時間而有所調整，還隨著一年四季而各有變化，並且對應人體所在位置的地球運轉節奏；例如春天應晚睡晚起，夏天需晚睡早起，秋天則早睡早起，冬天最好早睡晚起。

此外，有位 Szent-Gyorgyi 教授曾說說：「當自然的陽光，照射在人體上時，激發人體器官細胞內所有能量的產生，以及相關的生化代謝功能」。Szent-Gyorgyi 教授發現，生物體內大部分的酵素或荷爾蒙，與生物體的能量及代謝功能相關，而且對光波能量十分敏感；當光波照射在人體的器官細胞時，可以導致器官細胞產生動能，促進細胞新陳代謝的生化反應，激發器官細胞的活化與功能作用。由此更可證明，優質的光能對人體健康之重要性。

1980年，Martinek 教授的研究團隊更証實了「大自然陽光中，一些特定波長的光波，可以刺激器官細胞並活化與能量代謝相關的酵素，而且活化的效果比未受光波激發的，高達五倍之多。」

另外，Dr. John Ott 和 Fritz Hollwich 經由臨床研究發現，如果人造光譜與太陽自然光譜的光波能量相差太大，對於人體內荷爾蒙系統平衡與調控的作用力減弱，由此可見，越近似於自然陽光的人造光譜，越可以調控人體內器官細胞的功能，也越能疏解身體疲勞和精神壓力。因此，人體每天平均需要三十分鐘到二小時的陽光照射，有助於身心健康。

人類「日出而作、日落而息」的生態，從人工照明、飛機及輪班工作制度問市以來，發生了大幅的改變。輪班、旅行等因素所造成的日變週期紊亂，直接衝擊人體生理時鐘的節奏，進而引發身心失衡，甚至器官細胞提前老化。可見，人體長時間生活在一個完全明亮或黑暗的環境下，人體內所有的生理功能將會一片紊亂。

現代人幾乎整天在燈光底下生活，根本無法遵循日光的節奏，過著「日出而作、日落而息」的生活，普遍缺乏陽光能量的現代人，已經受到光波的另類污染與干擾，引發「日變週期」的混亂。當人體的器官細胞受到光波污染與干擾，細胞的內在生存環境也會受到污染與干擾，結果演變成白天

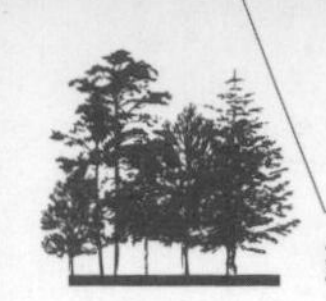

不清醒、夜晚睡不著、注意力與專注力減低、情緒衝動、精神不濟等狀況，最後導致智慧低落，甚至引發各種慢性病變，生活毫無情趣、品質可言。

最可怕和最可憐的是，目前主流醫學界對此概念，仍然一片空白無知，而且絲毫不重視！

季節性情緒失常

人們的心情與心境經常受到天氣好壞左右，例如日照較短的冬天，常常引起心情低沉，情況嚴重的甚至導致憂鬱或自殺的傾向。1985 年，Ott 教授研究發現：大自然陽光的光波，以及不同光譜的可見彩色光波，對於人體器官細胞的功能，都具有各不相同的影響力。Ott 教授同時發現，在自然陽光照射之下，植物細胞的葉綠體內，含有進行光合作用的葉綠素，其排列整齊而且井然有序，但是將自然陽光中的紫外線濾除之後，葉綠體便脫離有秩序的排列，聚集在植物細胞的一端，並失去活力靜止不動。

如果將其他不同波長的色光，從自然陽光中濾除，同樣也會破壞葉綠體的活動，本來有秩序而且排列整齊的移動，馬上產生各種型態的紊亂排列，或改變移動方向。最令人不可思議的是，這些異常和紊亂的植物細胞活動現象，竟然可以利用大自然的陽光或全光譜的人工光線照射，讓葉綠體恢復正常秩序及整齊排列的移動。

1979 年，德國 Hollwich 教授證明，自然陽光經由眼睛及松果體的功能，對人體內的生理、心理產生刺激與調節作用。同時，以科學的方法証明，當人體所接受的光線的刺激，出現暫時的干擾或減少時，則會使人體的生理及心理機能產生紊亂並引發病變。

1981 年，美國國家心理健康研究中心（National Institute of Mental Health）的 Rosenthal 博士，曾對這種心理進行深入的研究，稱之為「季節性情緒失常」（Seasonal Affective Disorder 或 SAD）。季節性情緒失常患者，與憂鬱症有所不同，並不會失眠或喪失食慾，通常嗜甜食、嗜睡、缺乏性慾，並出現體重增加、退縮躲避、個性改變等徵兆，一般而言，女性罹患的機率是男性的四倍。

經由醫學研究證明，季節性情緒失常的確是因為缺乏自然陽光所造成的病變，屬於人體對季節或光波能量的一種自然反應，經由充足自然陽光或人工全光譜的照射，就可以獲得簡單而有效的完全治癒效果。由此可見，正確與適當的優質光波能量，對人體心理與生理健康的重要性與相關性，同時也是光波能量可以激發器官細胞「自癒潛能」的最有力證明。

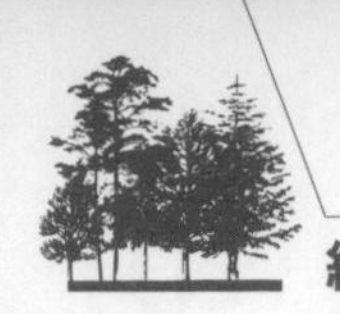
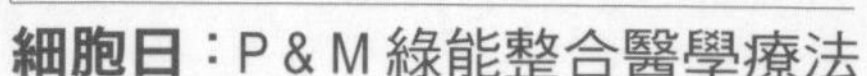

音波的的另類污染與干擾

當今，世俗的流行音樂界，創作樂曲者為了牟取最大利益，遷就歌迷的喜好及音樂製作公司的需求，大部分著重於宣洩情緒的旋律，而捨棄了大自然的諧和節奏。最後，天籟旋律的音樂不再，違反大自然和諧的音樂反而四處充斥，嚴重干擾人類心靈的生命節奏與自我修復的自癒潛能，形成影響人體健康的另一種「環境污染」，最後引發器官細胞病變。

噪音干擾與人體的病變

科學家發現，人體器官細胞的功能是否正常，主要經由和諧的生物節奏頻率所調控，而自然和諧的生物節奏，不僅存在於人體內細胞的分子、原子或 DNA，同時出現在細胞分裂或器官於新陳代謝功能運作的時候。布蘭德博士認為：人體內的器官組織具有生物節奏，促進營養的吸收、消化與分泌的功能之外，同時具有吸收、處理、輸送及儲存，來自大自然的和諧生物節奏訊息的功能。

眾所皆知，優美的音樂可以陶冶情緒與心情，促進人體的生理與心理的健康，並兼具淨化心靈的功能。其實，人體內任何器官細胞都有一定的生物節奏，此節奏具有規律性的波動，而音波也是一種有節奏頻率的波動，依據波動節奏頻率的物理定律，兩者之間必然相互產生共鳴與共振作用；因此，任何外在的波動節奏頻率的音律，都會影響人體內在的任何器官細胞的生命律動，如腦波、心律、脈搏、呼吸、胃腸蠕動……等等的節奏，進而影響人體器官細胞的生理、心理及訊息的正常功能。

專家認為人體經由耳朵接收了噪音的波動之後，直接影響大腦中樞細胞，刺激神經系統，並影響人體的消化系統、內分泌系統等。正因為如此，每當聽到不悅耳的噪音，人體的神經系統開始緊張，情緒也會發生變化，高分貝噪音足以擾亂人體器官細胞功能，以及左右心靈的生命波動。所以，一首不和諧的樂曲，可以擾亂人體內器官細胞的新陳代謝功能，以及破壞人體內的氣血循環，繼而引發器官細胞的病變，甚至，擾亂心思而引起暴力或犯罪。

魔音傳腦——音波的污染

中醫認為人體內的所有器官組織系統之間環環相扣，其中某個環節的器官細胞出現了病變，其他所有環節的器官細胞也都將遭受波及。音樂的音波就是種波動能量訊息，經由聽覺的感受，促使生物的自然機能產生和諧的節奏，但當不和諧的音波節奏訊息，透過人體耳朵和大腦的感受，傳入聽者的體內時，將促使細胞的生物機能產生不和諧的生命節奏。

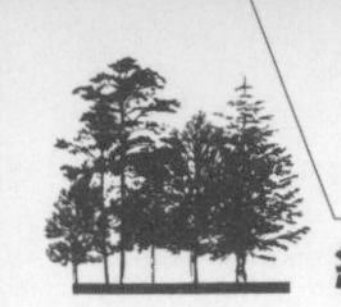

因此，擾人的音波也是一種波動能量訊息，可以經由共振共鳴作用後，擾亂了人體自癒系統的能量訊息，引發體內器官細胞新陳代謝功能的不正常，乃而病變。擾人的音波還會經由聽覺的感受，引發內分泌系統失調，促使神經系統傳遞素的不足，讓人體內的中樞神經和內分泌系統陷入錯亂，導致器官細胞新陳代謝功能的異常。其實，不和諧的音波頻率，經由共振與共鳴的作用，也會震撼人體皮下經絡系統與皮下器官細胞，造成器官細胞的生物節奏不和諧。

人體器官細胞的病變與其生物節奏是否和諧密切相關，當人體器官細胞長期處於病變狀態，將引發功能衰退與失常，而細胞的生命活力也隨之衰弱，使其生物節奏失去和諧；當人體的器官細胞長期處於不和諧的生物節奏，將會導致神經調控系統出現錯亂的訊息，引發細胞新陳代謝功能的失常，而後產生各種病變。反之亦然，一旦生物節奏受到外來音律波動的影響，出現不和諧且混亂時，神經調節功能隨之錯亂，則人體器官細胞喪失正常功能而引起病變，最終陷於惡性循環之中。因此，當今的主流醫學界應該重視及體認；「人體器官細胞的生物和諧節奏失調，是引發病變的重要前兆」。

磁能場的另類污染與干擾

曾從事 40 年「生物磁能」醫學的 William H. Philpott, M.

D.，著作中闡明不利於健康的內外在因數，包含內在的營養失調或過敏體質，以及外在的化學品、空氣污染、水污染、乃至生物磁能醫學領域的地球磁能場變動、與電磁波的危害等等，都會引起人體生理上、情緒上或心理上的失調症狀。

地球上的生物，除了受到環繞地球本身的磁能場之外，同時還受到太陽風暴和氣候變化等宇宙各種磁能場的包圍。此外，現代人每天從各種日常電器用品，如電視、汽車、電腦、微波爐、屋內電線和屋外電纜，以及辦公室的自動化設施等等，所產生的電磁能場包圍。乃至於,人體內億萬個細胞的生化反應和神經系統的離子流動，所形成的磁能場也受到影響。

人人皆知，信鴿辨別方向的能力特別強，路途中就算碰上狂風暴雨，也不會迷失方向。為什麼信鴿會有這麼大的辨別方向的本領呢？科學家曾對信鴿進行研究實驗：把磁棒和銅棒分別綁在鴿子身上，然後運送到很遠的地方，並選擇在陰天進行放飛。結果很有趣，綁著銅棒的鴿子以方向正確飛翔，安全返回主人家裡，而那些綁著磁棒的鴿子卻滿天飛，而從此失去了蹤跡。這個實驗說明，鴿子利用地球的磁能場來導航，所以，綁了磁棒的鴿子，識別地磁能場的本能受到磁棒干擾，因而迷失了飛行方向。

有種白蟻永遠在南北方向上建巢穴，人們稱之為「羅盤

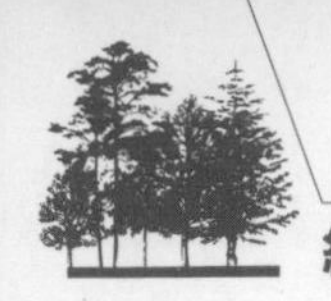

白蟻」。人類很早就發現白蟻常常按照磁場的方向休息，曾經有人故意把它按東西方向橫放著，然後放在非常強的人造磁場中，發現仍然按照新的磁場方向挪動。有些魚兒，在陌生的靜水池裡，總是朝著南北方向遊動；甚至某些細菌，對地磁能場也具備感應能力，總是一頭朝南、一頭朝北，從不在東西方向上「躺」著，這些現象充分說明生物先天具有感知地球磁能場的本領。

專家研究發現，老鼠處於很強的磁能場中，生長緩慢而且短命。如果暴露在高達 3000～4000 高斯的磁能場下，將會導致性慾減弱，如果置於不均勻的磁能場內，則死亡率增加，。然而，採用天然永久磁鐵的磁能場作用過的老鼠，對於會致死的輻射劑量，卻具有很強的抵抗能力。

根據研究，弱磁能場不但能促進細胞的分裂，而且也能促進細胞的生長，所以接受恆定弱磁能場刺激的植物，比未接受弱磁能場刺激的植物，根部紮得更深。然而，強大磁能場卻與此相反，阻礙了植物深紮根的作用。

當種子處在磁能場的不同位置，如果加強它的負極磁能場，種子的發芽就更迅速和粗壯；相反的，如果加強它的正極磁能場，則種子的發育不僅變得遲緩，而且容易患病或死亡。這一現象，在人體上也是如此，負極磁能場會凝聚能量，對人體產生有益的效應，特別是頭部。而正極磁能場則會消耗能量，引起壓力效應。由於地球的負極磁能場在地球的北極，所以頭朝北睡會產生有益效應，可能使人更加健康。儘管人類對於環境的自我調節能力很強，然而，磁能場對人體的影響力卻相當深遠。依據實驗測試，人在 2000 奧斯特的磁能場中停留 15 分鐘，對身體雖不至於造成任何危害，然而，如果突然靠近加速器的磁能場，將立刻失去辨別方向的能力，需稍等片刻之後才能適應過來；此時再突然離開加速器，則又馬上產生原來的反應——失去方向感。根據研究發現，如果長期待在高磁能場內活動，人類的身體健康狀況會變得越來越差，發生車禍的機率也會增加。

人體的健康細胞與組織，隨時會釋放出一種獨特且定量的負極微電流磁能場。每當人體受到創傷、心理壓力增加，或器官細胞發生病變時，該創傷部位的負極磁能場也就減弱了，細胞的生物電場和磁能場變成帶正電位的磁能場。一旦，器官細胞發生這種變化時，透過人體的經絡與神經系統的調整作用，立即自動彙集了負極生物磁能量，供應該創傷部位，以平衡傷口上的正極生物磁能量，並恢復負極生物磁能場，因此激發創傷的傷口產生「自癒作用」，恢復正常。

磁能場對細胞的影響

根據馬克斯威耳方程式（Maxwell Equation），電場與磁能場之間是相互垂直的，所以波動的生物磁能場所產生的電場，環繞在細胞膜與活性酵素的中心位置。專家做過實驗，差不多 0.1 mV 電壓所感應出來的生物電磁場，雖然比溫度的能量還少了一百到一千倍，但是對人體已能產生一定的影響。

根據生物磁能場研究所主席 Dr. Zimmerman. Ph. D. 的研究報告：人體神經系統的功能，是由正負離子電流和生物磁能場所調控與支配。大腦的重量約 83% 是水（含腦脊髓液），當腦波頻率太高時，水分子內氧原子的電子會順時針自旋，結果受到正極磁能場效應而變慢，也就是說其動能降低，水分子的活力隨之減弱。反之，當腦波頻率降低時，水分子內氧原子的電子，維持自然的逆時針自旋，恢復其原來的活力。科學家發現當人的腦波呈 θ 型或 δ 型低頻率波動時，人體內的水分更具活力，這點足以說明，禪坐、冥想及熟睡時，在某種程度可以使我們復原體能的道理之所在。

依據報告，人體的血液循環系統中，主動脈和大靜脈至為重要，其走向與人體的頭腳方向一致。當人體處於南北睡向時，則主動脈和大靜脈也處於南北方向上，加上人體內的水分子也是南北方向上整齊排列，因此，以水分為主要成分的血液，此時流動得最為順利和暢快，而它的慣性作用有利於血液通過毛細血管，減少血栓的發生。當人採取南北睡向時，體內水分子朝向、人體睡向與地球南北磁力線方向三者一致，不僅最容易入睡，睡眠質量也最好，所以南北睡向具有一定的增進抵抗力，預防疾病和保健養生的功能。

如果人體東西向睡眠時，其生物電流通道及磁力線，就與地球磁力線方向相互垂直，地球磁能場的磁力就會成為人體生物電流的強大阻力，人體為了恢復正常運行、達成新的平衡狀態，必須消耗大量的能量以提高新陳代謝能力。因此，對正常人體來說，頭朝北向睡覺有益健康，如果我們不遵循這個規則，就好像不遵守交通規則一樣，並不一定會發生車禍意外，但是一定會增加發生車禍意外的概率。

既然確定南北睡眠比較有益，那麼頭部到底是朝南好，還是朝北好呢？目前地磁能場的負（北、N）極在地球的南極附近，而地磁能場的正（南、S）極則在地球的北極附近。人體內的器官，雖然心臟有心臟的磁能場、腦部有腦部的磁能場、肝有肝的磁能場……，但整體來說，人體的總磁能場走向是頭部為負極，腳部為正極。所以，頭部朝北睡，比較正確。

如果將人體視為一個小小的指南針，你將會發現，由於電磁遵循「同性相吸、異性排斥」的原理，指南針的負極永遠指向地磁能場的正極（地球的北極），而指南針的正極則

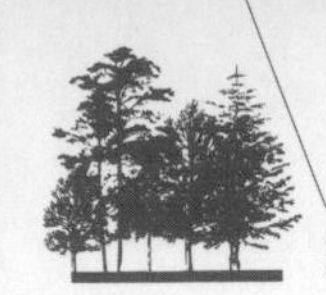

指向地磁能場的負極（地球的南極），假設人體很輕，則會受磁力的作用而頭朝地球北方，只是人體較重而無法呈現。至此，應該清楚瞭解，為什麼床頭擺向應朝北了吧！由於地磁能場的正（S）極在地球北極附近，而不是正北方，睡覺時人體頭部最正確位置應該是偏西北方向，因為睡覺的姿勢不可能一動也不動，所以只要床頭擺向朝北就可以了。

人體內每一個水分子（H_2O）有如一個小磁石，每一個水分子無異就是帶負電位的小電池。由於人體的體重約 70% 是水，其中的 2/3 存在於細胞內，人體本身就是由億萬個帶負電荷的弱磁石所組成，是個帶有千萬個負電荷的生物磁能場，人體天生是一部「人體電器」。因而，人體內的生物磁能量，可以借由外力的變動或提升，從而影響人體內器官細胞的代謝功能及效率。

人造磁鐵或磁能場所產生的負極磁能量，相當於地球的自然負極生物磁能量，足以穿透人體，並影響人體內的神經系統以及其他器官細胞的功能運作。雖然，人們白天工作時，曝露於太陽光中看不見的輻射正極磁能量，並處於工作所產生的緊張壓力的有害環境中，引發交感神經興奮，以支應日常活動與承受工作壓力。夜晚的地球會釋放負極磁能量，因此，在夜晚酣睡之際，人體內的松果體會充分地吸收這些地球的負極磁能量，同時分泌褪黑激素，人體只要晚上能充分酣睡與休息，補充負極磁能量，引發副交感神經作用，便得以消除與平衡白天在正極磁能量場下工作的疲勞、壓力與緊張，恢復身心的疲勞、器官細胞的動能與活力。如果，每天夜晚持續坐在電腦或各種高科技儀器旁，工作一整夜，則危害健康的程度是倍加的高危險，許多自律神經失調病症就是這樣引起的。根據 Dr. Philpott 的研究發現，當負極磁能場應用於人體頭部時，可以促進大腦細胞分泌褪黑激素，引起身心平靜而產生睡眠的誘導作用。

美國化學家彼德・阿格雷發現，人體的細胞膜上存在許多直徑約 2 奈米的通道，當血液運來營養物質，必須經由水分子攜帶，穿過這些通道進入細胞。他同時發現，負極生物磁能場可以將體液中的大分子之水，分割成0.5奈米的小分子之水，負極生物磁能場還可以防止紅血球細胞聚集，幫助人體內細胞進行氧氣及營養物質交換。

Dr. Philpott 認為，負極生物磁能場還具有「增加人體內器官細胞的氧氣，以及降低人體的酸性體質」的作用；同時，Dr. Philpott 又認為，生物磁能場的負能量，增加了生物細胞 DNA 的負電荷（脫氧核糖核酸），促使「血中氧氣」滲入細胞膜內。所以生物磁能場的負能量，可以維護人體內器官組織的 pH 值，促使人體內細胞的鹼性化，並且維持細胞的酸鹼平衡，有利於人體內器官細胞的高含氧量。他

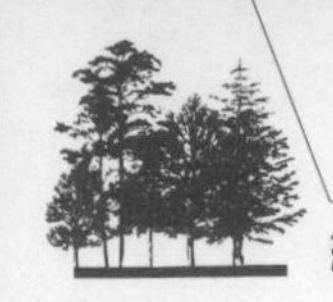

又認為，有害於人體而致病的任何微生物（真菌、細菌及病毒），不能生存於一個含氧量高且鹼性的內在環境，所以負極生物磁能場具有抑制細菌、真菌和病毒感染的功能，猶如消滅細菌、真菌和病毒感染的天然物理性抗生素，有利於增強人體的免疫功能。

專家經由實驗發現，若將負極生物磁能場放置於胸口右心室部位（靜脈的終點），凡是通過這負極生物磁能場的靜脈循環血液，pH 值逐漸升高產生鹼性效應。此時，由肺動脈進入肺部進行氧氣交換的靜脈血，血液中的 CO_2 溶解度下降，因而增加肺部呼出 CO_2；另一方面，肺靜脈中的血液溶氧能力升高，同時產生了鹼性效應。當血液恢復正常的 pH 值後，提高血液溶氧量，促進營養溶解於動脈的血液、淋巴液和腦脊髓液之中，使得血液輸送功能恢復正常。此外，那些需要依賴血液運送的內分泌和神經系統傳遞素，得以運輸到需要的器官細胞，器官細胞得到逆轉恢復正常功能。

人體內的組織細胞及血液，含有許多正負離子、正負電荷的礦物質，還有 等金屬成分，所以在人體內循環流動的血液，受到地球負極生物磁能場的鹼性化作用；但是，同時也容易受到內外在環境的種種因素，如電磁波、生活壓力、細菌或病毒感染等的影響，引起酸性化作用。如果動脈血的 pH 值從正常的 7.4 降至 7.3 或更低時，血紅素溶氧飽和度便逐漸下降，也就是說供應人體內細胞所需之含氧量漸漸不足，而且肺動脈在肺部進行氧氣與二氧化碳的交換時，呼出 CO_2 的能力也會隨之減弱，使得動脈血液加速酸性化。在一連串「酸性--缺氧--酸性」的惡性循環下，引發人體內各器官細胞缺氧的種種症候群。

當人體血液 PH 值維持在正常的 7.4 時，體內所需的營養及氧氣可以順利溶解於血液中，再由血液正常輸送和供給全身。但是，一旦 pH 值降低之後，原來可以溶解於血液中的帶酸性營養，比如大體積結晶的膽固醇、血脂肪、血小板、血栓等，便從血液中釋出，並大量沉積於血管壁上造成阻塞，使得血管內徑隨之狹窄。為瞭解決這些血液及血管的問題，心臟加大收縮，血壓因而被迫升高，這就是高血壓的主因。

研究發現「人體內負電荷越高，則人體的自癒能力越強。」因而可以說，人體健康在於體內的器官細胞是否具備充足的生物磁能量，以及生物化學功能是否平衡。正常人的器官細胞，能夠自動調控體內生物磁能場的活力，並促使細胞組織進行正常的新陳代謝功能運作；相反的，當人體內的負電位逐漸地減弱，體內負電位演變成正電位時，生物磁能場發生不正常或錯亂，生物化學功能也不平衡時，細胞組織的代謝功能運作將減緩或停止，器官細胞也將引發病變或衰弱。Dr. Philpott 在著作中，不斷闡述慢性疾病的起源及原因在於人體內的磁能場問題，事實上，他是史上第一位提出「磁場能量直接影響人體內器官細胞的化學平衡與功能」論點的人。

磁場能夠激發這種溫和的物理性「自癒」作用，恢復血液溶解營養素和攜氧的功能，是改善體質及恢復健康的天然根本方法。相當可惜的是，目前主流心腦血管病變專家，至今尚未認清這麼重要的病因。一再以猛烈化學性的藥物，進行治標的人為治療方法，結果，充其量只不過是延緩病變的發作時間而已。

生物磁能場缺乏綜合症

俄國太空總署發現，在太空飛行的無重狀態下，太空人的骨髓和細胞生長功能大幅下降，身體的免疫力也嚴重削弱，因此，太空艙中一定要裝上磁能場儀器來確保太空人的健康，可見，人體不可片刻脫離磁能場，人體的生命與生物磁能量場息息相關。

根據研究，月球上沒有類似於地球的生物磁能場，以致登月的太空人會出現頭暈、噁心、乏力等亞健康狀態，這種缺少生物磁能場而影響人體新陳代謝的現象，醫學上稱之為「磁能飢餓症——磁能缺乏綜合症」（MDS）。但月球上存在著來自宇宙的微波能量（4800 兆赫），而且太空人的食物中也儲藏著微波的能量，所以登月太空人不會因此而喪失生命。

日本五十鈴醫院院長中川恭一也發現：現代人在汽車和大廈內的時間越來越久，吸收地球生物磁能場的機會越來越少，容易引起頭痛、眩暈、肌肉僵硬、胸口痛、失眠、便秘和疲勞等症狀，相當不利於人體健康。

生物磁能場的作用原則，主要根據人類或動物體內的生化電流場的運行，生物體有如具有數十億個小電池的生物細胞群體，每一個生命本質的細胞都是一個小磁鐵，因此，人體器官便形成一個相互關聯且錯綜複雜的生物磁能場。

當「人體電池」完全充電時，身體的器官細胞的功能正常、活力充沛；然而，當「人體電池」充電不足時，此時人體內的生物電磁場與化學分子結構都處於不平衡，則細胞組織處於衰弱、創傷或疾病的狀況。我們剛出生時，體內的「電池」充滿能量（中醫的腎氣充沛）、功能完備、活力十足，這是上天賜予的健康自然生命力。當我們受到物理性創傷、環境壓力或有毒化學物質時，人體內的生物磁能場的能量不足、功能衰退，導致各種疾病發生；。至於，其他如外在環境的污染、遺傳基因，和老化等影響因素，同樣會降低人體內電磁場的能量。當人體長期處於低電位的電磁能量的情況下（中醫的腎氣衰），正如電池耗盡的汽車，車速動力不足又行駛於燈光昏暗的高速公路，車子可能隨時拋錨於「危險的高速公路」上。當人體發生同樣狀況時，體內便開始引發「磁能缺乏綜合症」的病症：先感覺不舒服，經由長期免疫系統的功能減弱，將引發器官細胞組織功能障礙。

現代科技文明的產物——所有家用電器產品所釋放的電磁波，大多呈正極磁能場效應，而具有正、負兩極的磁鐵或磁石，其磁波的總合能量也是正極磁能場效應。對人體健康而言，兩者都是一種磁能場的污染。

生物磁能醫學博士 Dr. Philpott 和其研究人員發現：正（陽）極磁能讓人體長期處於壓力、緊張和焦慮情況下，減少細胞組織的供氧，產生酸性體質，因而干擾人體器官細胞的新陳代謝功能，抑制胰島素的分泌而引發糖尿病，並促進腎上腺素的分泌導致高血壓，導致瞳孔放大造成睡眠失調，甚至激勵潛在微生物（細菌、病毒、真菌）的複製與生長，因此有害身體健康。

當不健康的細胞產生了正極電磁能場時，器官細胞的功能更加衰弱，這現象正如「氧自由基作用」，錯誤且不正常的正極電磁能量增加強度，正極磁能場的範圍向外擴大，受創傷或病變的細胞組織也順勢擴大而難以復回，形成長期慢性病變，甚至引起細胞癌變。

訊息的另類污染與干擾

千萬年前的人類，即感受到宇宙之間，冥冥中存在著某種影響宇宙萬物生命的運轉規律，這種力量是無窮無盡、無所不在，而且深不可測、無以抗拒的，當時的人類將這種宇宙力量尊奉為「神靈」，因而產生各族群的宗教信仰。從前，人類的科技文明尚未發達的時代，對物質方面的知識所知不多，反而，對宇宙能量、靈能層面的體驗與感應較為敏銳，便發覺人體的某些病症與宇宙的各種能量之間密切相，同時發現部分疾病冥冥之中受到「神靈」力量牽引，因而衍生出靈能觀的宗教醫學，以及更早期的巫醫、巫術。

當十八世紀以後，人類的科技文明逐漸發達，對人體物質層面的肉體更加瞭解，發展出人體的解剖學、生理學、病理學、化學、生物、微生物……等以「眼見為實」的物質觀醫學。同時，開始否定、打壓不能「眼見為實」的能量觀與訊息觀醫學。

到底「訊息觀的醫學」或是「宗教醫學」是否確實存在？或只是一種迷信？近代物理學家赫夫曼博士提出：宇宙為物質、能量、訊息不可分割的三元聚合體，彼此之間可以相互轉化、永遠不滅。人體是宇宙萬物之中的一個小宇宙，同樣是具有物質（肉體）、能量（氣、體能）和訊息（神經素、基因的 DNA，經絡傳導）的三元素聚合體，因此，病變、心理情緒與心靈之間彼此相互變化，而人體病變的訊息，正是體內器官及心理不正常的外在表症和現象。

訊息的波動需要一定的物質或能量作為訊息媒介，物質是個實體——包括感官看得見、摸得著的萬物，以及需借助科學儀器才能顯現的分子、原子、電子、光子……等微細物質。然而，根據那些標榜「眼見為實」且自認是「科學」專家的看法，它們都是人體感官所看不見、摸不著的「不科學」現象。

任何訊息的波動，必須在空間與時間中進行，因此，遠從數萬年前有了人類記載之後，不論科技發達不發達、科學家是否探索或驗證了？任何訊息的波動與傳送，即早已存在於浩瀚的空間與時間的宇宙之間。例如，宇宙星球的光年，隨便一算，都是幾十萬或幾百萬光年，而物理學家也發現萬物的波動頻率布滿於宇宙時空。同樣的，數萬年來，人類的所有訊息媒介，也一直不停的在人體內運作及波動著。

器官細胞的另類訊息

人體內器官細胞的波動訊息，究竟如何傳達、接受與儲存的？這一直是個未解之謎。雖然謎底未解，但不代表是「不科學」或不存在，事實上，人體的許多現象已經證實確有「訊息」的存在。

科學家發現，人體訊息的傳導、轉換及接收之間，同樣需要一定的物質或能量當作訊息攜帶者，此即「訊息媒介」，而「訊息流」即是訊息媒介的波動形態。正如人們以

「語言」為訊息媒介時，其傳導與接送訊息的「訊息流」，則是聲波（空氣的振動波）；若以「文字」為訊息媒介時，則函件、雜誌、書籍、電報即是「訊息流」。

人體內所有器官細胞之間的訊息傳導，藉由「神經電脈衝」為訊息媒介時，則神經傳遞素或血液、淋巴、唾液、眼淚、鼻涕……等分泌物，以及人體內其他各種體液，即是傳送的「訊息流」。荷爾蒙與基因 DNA，也是訊息醫學之重要現象。因此，中醫的針炙經絡的傳遞，可以說是一種訊息媒介。

「望梅止渴」的訊息

十多年前，曾從美國越洋發表一篇「望梅止渴與西藏宗教醫學」於臺灣時報，這是個人首先以「望梅止渴」的生理現象，驗證「心念具有影響人體器官機能的訊息作用」。

所謂宗教醫學或靈能觀醫學，即經由禪修、靜坐、誦經，持咒、禮拜、祈禱、觀想……等宗教儀式，達到疾病的輔助治療。尚未深入瞭解之前，我始終認為這是一種「迷信」，然而，當年沒有深入瞭解即信口開河的我，才是不折不扣的「假科學的標榜者」。

「望梅止渴」的典故源自於三國時期的歷史之中，聽說曹操的軍隊在一次行軍時，士兵又累又渴，曹操便命令將士想像著「梅子」，結果所有將士精神振作、不再饑渴。「望

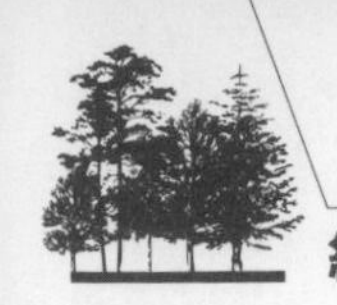

梅止渴」的現象，顯現人體器官細胞的生理機能，受到人體大腦細胞的觀想與心念的訊息所影響。當大腦細胞出現「梅子」的心念時，人體的口腔立刻產生「泛酸」的感覺，唾液腺也開始分泌大量唾液。

由此可推論：「人體內各個器官細胞及其他腺體，必然同樣受大腦細胞的心念訊息影響，產生類似分泌唾液腺的「望梅止渴」作用」。人體內器官的組織細胞功能各有不同，但結構與生理現像是大同小異。保守的主流西醫不也常說：緊張、壓力等情緒容易引起胃酸不正常分泌而致病？同時，不也是有個「神經官能症」的病名？

以禪修、靜坐、觀想、誦經，持咒、禮拜與祈禱所產生的心念與信念，有如引發唾液腺分泌的「望梅止渴」心念，可以促進自我觀想的某器官運作，因而激發這器官細胞的「自癒作用」潛能，達到治療疾病的作用與效果。

也許有人認為這是「瞎掰」或「胡言亂語」，那麼，請教心懷質疑、「開口閉口講科學」的醫界朋友，如何解釋「望梅止渴」這種生理現象？這個現象是不是因為「心念」的訊息所產生？如果不是，又會是什麼？只是偶然與巧合，或只是心理作祟的安慰作用？還是人體著了魔，或出現「神經感應的錯亂」？講求科學的醫界朋友，始終未能給予合理的解答，確定「望梅止渴」的現象不是受心念的訊息影響，並且證明人體內器官的機能與唾液腺有所不同，完全不受心念訊息的影響。我想，當這些問題還沒有釐清之前，不應該隨便批評：「這是沒有科學根據的！」

因此，我們可以更大膽的假設：「宗教信仰讓瞎子恢復視力，癌症末期病人能夠繼續存活……等神蹟、奇蹟或「顯靈」的現象，其實都類似「望梅止渴」的心念作用。誠心誠意的禪修、靜坐、觀想、誦經，持咒、禮拜與祈禱時，促進了人體內器官細胞的「自癒」潛能，器官細胞恢復正常的機能，因而發生神蹟、奇蹟或「顯靈」的現象。所以，訊息觀的醫學確實存在，只是人類的智慧尚未開竅，以致仍然沒有能力證明它的作用機轉而已。

由此可見，人體的結構除了物質層面，還包括能量層面與訊息層面，並且都與人體的健康息息相關。因此，防治器官細胞的病變時，必需「物質，能量，訊息三管齊下」才能奏效，尤其是長期慢性病症。當某一器官的長期病變，勢必會造成其他器官細胞的功能病變，並且擴及物質、能量與訊息等各個層面。如果，醫生只採用單一的醫學療法，僅能治療某單一層面或單一器官細胞的病變，而遺漏了其他層面及器官的異常，結果必然像當今主流西醫一般，只能以藥物長期控制慢性病症而已，根本達不到治癒的效果。

3

人體的自癒防護系統

人體的自癒防護系統

人體的病變，不外乎來自外在或內在的因素。事實上，除了發生交通事故或刀槍傷害等突發意外，包括細菌、病毒的感染，以及外在環境的污染所引發的病變與疾病，主因都是源自內在因素。日本大阪大學的片瀨淡博士，於《鈣離子醫學》一書中指出：「大部分的疾病都是內在因素造成，如果無內因，縱然有外因（如細菌、病毒等）的作用，疾病也不會形成，疾病發生與否，在於是否有內因的存在而已。」

當人體內堆積了大量的自由基時，器官細胞的新陳代謝功能日趨衰弱，免疫力自然下降，當然容易引發細菌及病毒的感染，以及引發各種病變與疾病。總而言之，人體的所有病因，可以說來自「人類二十一世紀的殺手——自由基」，只要消除人體內的自由基，各種病變及疾病自然而然銷聲匿跡，身體達到自行恢復正常及健康的自癒作用。

細胞的天然自癒作用

氧（O_2）關係著整個宇宙的生物生命。美國航空暨太空總署（NASA），不論是對於火星或月球等宇宙的研究，判斷宇宙星球是否有外星人或適合生物存在的重大依據，便是探索星球上是否存在「水」或「氧」分子。2009 年，NASA 太空中署發現月球上有「冰」的訊息，因而斷定有「水」或「氧」的存在，預估「有朝一日，人類可以移居月球」。

氧氣關乎人類生存的兩大因素：一是人體外在環境的含氧量，也就是外在生存環境的「空中之氧」；另一是人體內在環境的含氧量，即是「血中之氧」。

現在人人都知道，空氣污染時含氧量減少，不利於人體的生存與健康，所以極力宣導「全球綠色環保」，每年舉行「地球日」以示重視。生活中常見的外在「空中之氧」，如森林中的「芬多精」、時尚的「氧吧」、「有氧運動」，以及潛艇醫學的「高壓氧」療法等，都是增加人體呼吸的外在含氧量。

當空氣吸進人體內，經由口鼻吸入氣管、支氣管、肺部之「肺泡」的毛細微血管，滲透過血管內皮細胞而與人體內代謝廢物二氧化碳（CO_2）交換後，「空中之氧」便與人體內的紅血球細胞結合，附著於其表面，成為人體內在之氧——「血中之氧」。

細胞的綠能作用

所以紅血球細胞越飽滿、表面積愈大，結合及攜帶「氧分子」愈多，經由流暢的心血管循環系統中樞——心臟「加

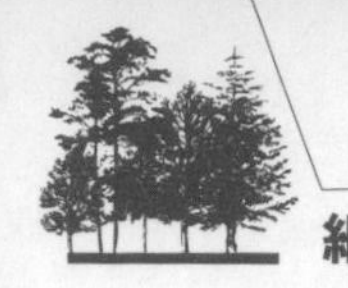

壓」，快速地運送至人體內任何一個器官細胞，再經由每個細胞膜透析與細胞代謝廢物 CO_2 等交換，並將 CO_2 順著靜脈血回流帶到肺泡，這就是關乎整個人體生命的「空中之氧」與「血中之氧」循環。

令人驚訝的是，「血中之氧」關係著人體內每個器官細胞的生存——稱之為「內在生存環境含氧量」，「血中之氧的人體內在生存環境」與「空中之氧的人體外在生存環境」理當同樣重要，甚至因為更接近人體內器官細胞而益加重要！然而，「血中之氧」看不到、聞不到、摸不到，鮮少得到人們與醫學專家的重視，以致關於人體內在生存環境——細胞日，至今仍然被世人所忽視。當今，導致人類十大慢性疾病及十大死因的最主要因素，以及許多慢性疾病只能控制、不能痊癒的重要因素，皆源自血中之氧的缺乏，而呼籲人們正視血中之氧的問題，是本書出版的唯一目的。

目前，主流醫學所忽視影響人體內在生存環境——細胞日——「血中之氧」的幾種問題與因素如下：

Ⅰ. 紅血球表面積不足：紅血球重疊與凝集（如彩圖 4）使得表面積減少，導致血中之氧的不足，人體器官細胞也因而缺氧。一般的血常規檢測，只能測得紅血球數目是否正常，無法測出品質的優劣因此，對於紅血球的監測，不應該只有血常規的數目檢測，這是目前醫學的一大盲點！

II. 血液粘稠度太高：造成血流不順暢、速度慢，影響血中之氧的供給，造成器官細胞嚴重缺氧。

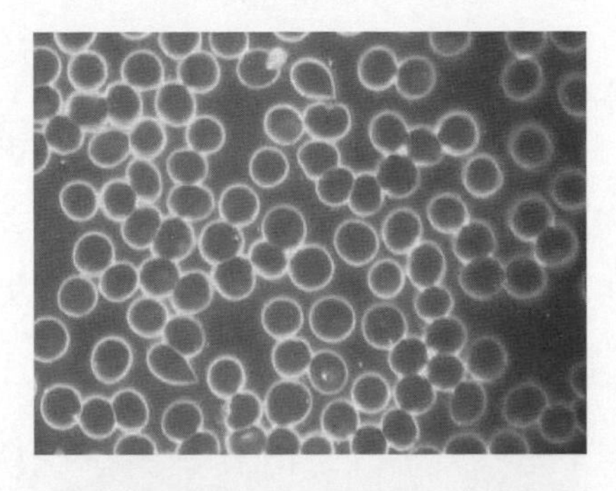

（正常紅血球，彩圖 4-1，彩圖見書後彩頁）

Ⅲ. 血管粥狀斑塊硬化：血管內皮細胞受到種種損傷，自製一氧化氮（NO）的功能衰退，防治血管粥狀斑塊硬化形成的機制喪失，引起血管管徑狹窄，供血、供氧不通暢，導致器官細胞嚴重缺氧。

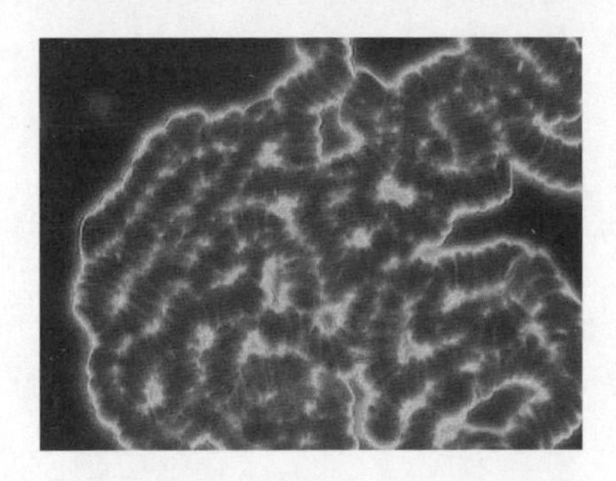

（不正常紅血球，彩圖 4-2，彩圖見書後彩頁）

Ⅳ. 血液中雜質的結晶體積太大：如大體積的膽固醇、血脂肪、血小板、血栓等雜質（彩圖 5-1、5-2、5-3），加重血管雜質沉積與阻塞，引起血管硬化，影響供血、供氧的輸送，造成器官細胞嚴重缺氧——這是突發中風、心肌梗塞或猝死的最重要主因。目前，主流醫學只有檢測膽固醇、血脂肪、血小板的數目或濃度，缺少體積這一項目的檢測。事實上，體積大，才會阻塞或梗塞心腦血管，也才會突發中風、心肌梗塞或猝死；體積大，才會太重而沉澱

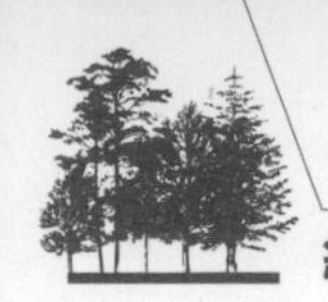

於血管壁，也才會引起狹窄及硬化導致血壓升高。如此淺顯的事實、簡單的現象，竟然是目前醫學上的一大盲點，實在是令人不可思議、難以置信！上帝啊，神啊！我祈求讓主流醫學早日清醒，多拯救一些人吧！

當以上這些因素影響「血中之氧」的含量與運送，人體內代謝廢物 CO_2 的交換與排送功能減弱，使得血液中的 O_2）更為不足，人體內器官細胞的生存環境變成多麼惡劣，可想而知。器官細胞逐漸步向癌變或病變，甚至危及調控生命中樞的心臟與大腦器官，引發猝死。

當今人類的十大死因，幾乎都是源自於人體惡劣的內在生存環境——細胞日，也幾乎關係著「血中之氧」的短缺問題，吾等怎能視而不見、見而不為？敬請大家外求「地球日的外在綠色環保」之餘，也應內求「細胞日的內在綠色環保」！

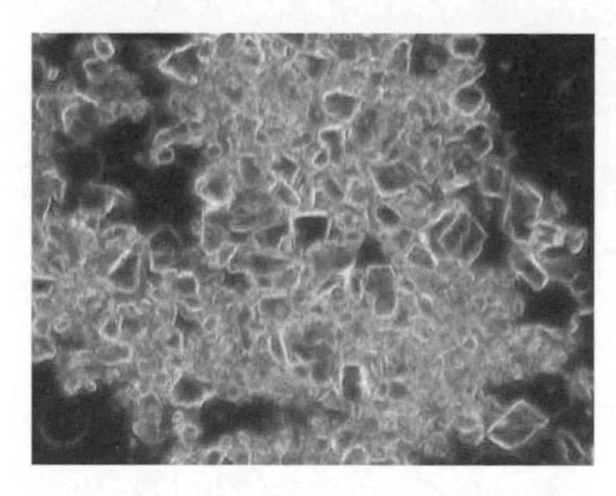

（彩圖 5-1，大體積膽固醇），彩圖見書後彩頁

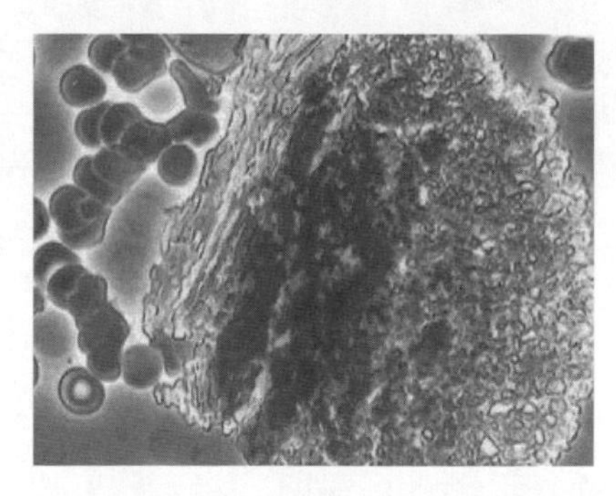

（彩圖 5-2，大體積血脂肪），彩圖見書後彩頁

細胞的鹼化作用

當高血脂肪、高血糖、紅血球或血小板凝集重疊，引發血管阻塞或硬化等病變，導致血液循環不良、器官細胞供氧不足，正常的器官細胞開始酸化作用。由於細胞的能量物質需藉由氧氣產生氧化磷酸化作用，才能將 ADP 變成 ATP，這是正常人體內自行產生能量的唯一方式；因此，當人體內供氧不足，細胞就不能產生能量（ATP）、不能進行新陳代謝作用，陷入更無法供應氧氣的惡性循環之中。

人體正常細胞，具備以「氧化」磷酸化產生 ATP 的能力，並限制其「發酵磷酸化作用」的發生，但是，當人體運動過度或勞累而消耗掉體內的 ATP 後，卻仍持續運動與勞累之際，人體細胞將陷入缺氧狀態，而人體肌肉細胞改以「發酵磷酸化作用」來製造 ATP。這種不需要「氧」的發酵作用，可以產生人體內所需的 ATP 能量，然而，如果長期以這種發酵方式產生 ATP 能量，將引發酸化作用現象。這種酸化作用現象不利於人體器官細胞的生存，卻有利於癌細胞、細菌、黴

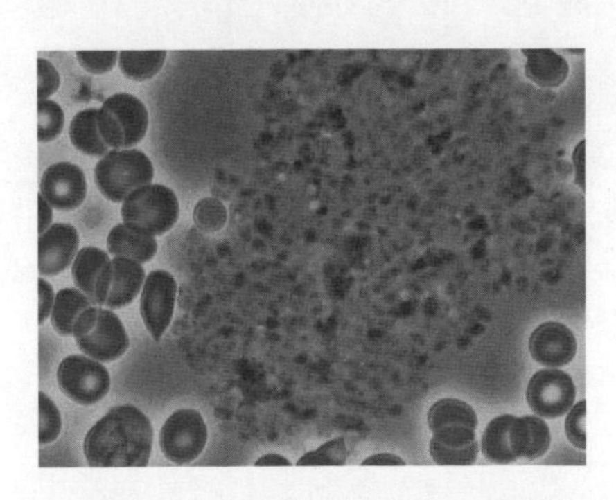

（彩圖 5-3，大體積血小板），彩圖見書後彩頁

菌、病毒以及體內寄生蟲的生存，因為人體正常細胞喜好「多氧和正常 pH 的鹼性」狀態，而癌細胞及病菌卻喜好「缺氧和 pH 的酸性」狀態。

這兩種產生人體能量的作用機轉，永遠完全無法同時並存，只能有其中一種作用存在。事實上，在氧分子充足的地方，病變就起不了作用，而器官細胞的生存環境，只要是有氧和鹼性狀態，就會限制病變的發生，因為病變必須在酸性、低氧或無氧時才會產生。人體優良的內在生存環境——細胞日，仰賴著細胞的綠能作用與鹼化作用。

人體的抗氧化防護自癒系統

儘管，自由基會帶給人體嚴重的危害，人體卻天生擁有一套非常精巧的抗氧化防護自癒系統，可以中和人體內的自由基，避免細胞受到傷害，並且可以對抗自由基（遊離基 Free Radical），強化人體器官組織的功能。專家認為，抗氧化劑就像壁爐前的防護欄，爐火燃燒時，縱使火星（自由基）會不斷蹦出，但是你的地毯（你的身體）卻受到防護欄（抗氧化劑）的保護。

換句話說，「抗氧化劑是人體內的天然救火消防隊」，可以撲滅自由基所釋放的「火焰」。因為，抗氧化劑可以經由釋放出一個電子給自由基，使其電子能夠配對而中和了自由基，成為無害的物質。事實上，人體內甚至有能力自行產生一些抗氧化劑，中和氧化過程中所產生的自由基。

超氧化物歧化系統

科學家經由研究發現，人體內有一套消除自由基的抗氧化能力系統——超氧化物歧化（superoxide dismutase, 簡稱SOD），這是人體內最重要的抗氧化防護自癒系統，可以自動消除體內多餘的自由基，讓自由基維持在一種動態的平衡。

人體之內，這些抗氧化機制的活力總和，稱為清除自由基的效力（FRSC—free radical Scavanging Capacity）。雖然，人體的器官細胞無時無刻繼續製造自由基，但須達到最低毒性濃度 Minimum toxic concentration（MTC）才會造成傷害。在正常狀況之下，人體內抗氧化機制讓它維持在 MTC 數值之下，當清除自由基的效力下降時（排毒功能下降），則人體內自由基將大量增加，使得安全範圍縮小。當人體遭受自由基攻擊後，則容易引起中風、心肌梗塞、心肌缺氧、高血壓等等慢性疾病與病變。至於，影響人體清除自由基效力（FRSC）的因素如下：

1. 基因調控：專家發現，基因調控著人體清除自由基的酵素數量及活力。

2. 藥物作用：任何藥物在人體內代謝時，會消耗細胞內

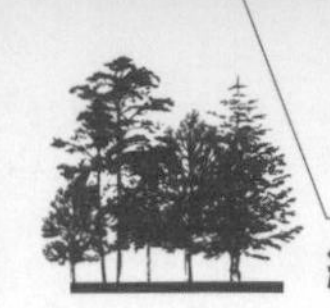

的微量元素、維生素或酵素等輔助因數，以及天然的抗氧化劑濃度，增加抗氧化防衛系統的負擔，致使 FRSC 不足。

3. 缺乏抗氧化維生素：許多維生素具有抗氧化作用，並在細胞膜上形成第二道防線，預防自由基的攻擊。

4. 病變影響：人體內任何病變都會產生大量自由基，進而損傷細胞。當器官細胞缺血、缺氧時，也會產生大量自由基，因此缺血、缺氧的嚴重性和細胞損傷程度成正比。當器官組織出血時，引起紅血球溶解，鐵質從血紅素中被釋放出來，而過多的鐵加速了器官組織內氫氧自由基的產生，引發器官細胞加速死亡，嚴重者會造成永久性神經系統損傷的後遺症。

5. 能量訊息的影響：人體的器官細胞受到不正常、不合適的光波、音波及磁波的另類污染與幹擾，人體細胞的內在生存環境也會受到污染與幹擾，讓人白天不清醒、夜晚睡不著，情緒沖動、精神不佳、注意力及專注力減低，導致智能日漸低落，並引發各種慢性病變，生活毫無情趣可言。

全方位抗氧化自癒作用

十九世紀末，抗氧化劑被廣泛運用在工業用途上。1926年，Moreau and Dufraisse 兩位學者首先提出抗氧化劑的作用機轉之後，直到二十一世紀初的今天，抗氧化劑仍然還是現今生化醫學界的重要研究課題。根據醫學研究發現，某些抗氧化劑可以防止某些生物分子受到自由基的攻擊或傷害，或者減少自由基的形成，因此可以預防疾病、甚至延緩老化，這些研究開啟了抗氧化治療（Antioxidant therapy）的新局。

其實，抗氧化劑來自大地之母的自然元素，這些自然元素存在於動植物中；以植物為例，植物必須要在太陽底下生長，而陽光的照射正是自由基的來源之一，植物為了生存，自動地產生抵抗自由基的物質來保護自己，而人類可以經由攝取這些植物獲得抗氧化能力。這些能抵抗自由基的物質，既是抗氧化營養素：

1. 蛋白質如鐵和銅經由 Fenton 和 Hbter Weiss 反應，產生氫氧自由基，當這些重金屬與蛋白質結合後，細胞內就不再有遊離的鐵、銅等重金屬，避免鐵、銅激發自由基的產生。

2. 抗氧化酵素：清除自由基並修復細胞的抗氧化酵素，其高含量與強度，能夠防止自由基的形成與累積，以及引發組織細胞傷害。

3. 抗氧化物：自然抗自由基的維生素 C、E、β 胡蘿蔔素、B2、Ubiquinones（泛醌類）、穀胱酐肽、膽色素等等抗氧化物，可以消除自由基並減少過氧化連鎖反應。

4. 細胞的自我修復系統：磷脂質分解酵素 A、穀胱酐肽過氧化酵素及 ADP等，可以復原細胞組成分子的構造及功能。如果細胞的防衛或修復機制不良，人體就會受到自由基

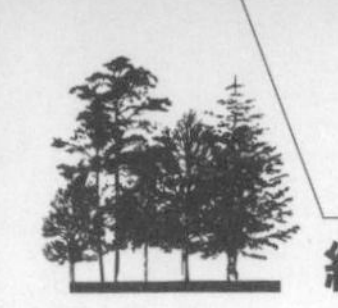

的傷害，進而引起某些特殊的疾病。

多元化的抗氧化劑，可以幫助我們抵抗那些無所不在、隨時伺機攻擊的自由基，例如維生素 C 能防治關節炎和糖尿病，維生素E可以預防心臟病和腦中風，硫辛酸（非硫酸鋅）可以保護粒線體。當然，對抗自由基不能單靠抗氧化劑畢竟，單一兩種抗氧化劑的功能非常有限，適當而多元化的補充抗氧化劑，才能全面有效地發揮卓越的抗氧化效果。

在選購市面上各式抗氧化劑之前，一定要先瞭解自身的身體及生活狀況，並秉持適當、多元化的搭配原則，同時避免長期處於會產生自由基的生活環境，譬如盡量減少過度的日曬，不抽煙、不濫用藥品，維持均衡的健康飲食，最重要的是，避免能量訊息的另類污染或干擾，以及保持愉快的心情，如此才能全方位的對抗自由基，保護人體免於自由基的侵襲，健康才有希望、生命才有品質。

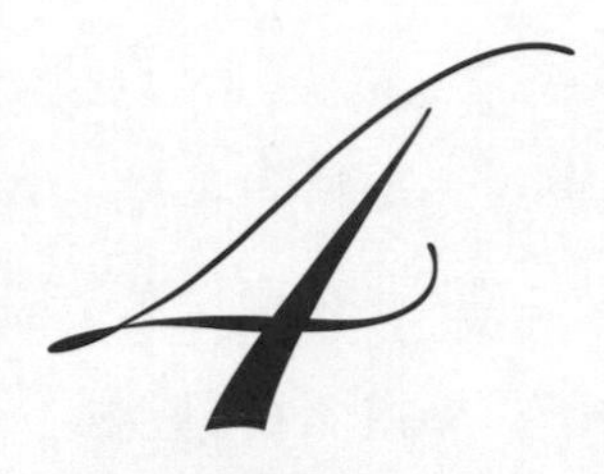

生物能量訊息與細胞自癒潛能

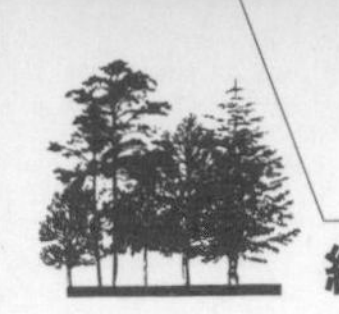
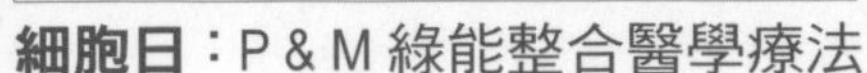

生物能量訊息與細胞自癒潛能

為了生存的需要，人體內各器官細胞，在生長與分化的過程中，必須與外在宇宙的環境相互融合與同步，而又為了存活與生命的延續，人體器官細胞必須作出適應宇宙環境的調整，這是人類與生物的「天生」本能，亦即道家所宣揚的「天、地、人，三才合一」因此，人類和所有生物都參與了宇宙能量訊息的傳導、接收和反應的過程。

人體和宇宙所有生物體，除了能感受化學物質的訊息，如激素、神經傳遞素、酸、鹼，以及顯現為壓力的觸覺、壓力感等具有形式的訊息外，絕大多數的訊息是以物理形態的「波」傳遞，如聲波、光波、磁能波等媒介。

宇宙的任何波，都具有頻率、振幅及波長的三種物理相位，尤其波長的相位，更是反映三度空間的重要物理能量。當前生物科技的研究，經由摘取與感應人體的血液、體液以及經絡穴位的物理能量訊息，以頻率、振幅與波長顯示出三維相位的圖像，並藉由這些圖像的訊息，診斷與調整人體內器官細胞的生理、病理的病變資訊——病症。

生物光譜與細胞「自癒」潛能

陽光、空氣、水是生物及人類賴以生存的三大基本要素，根據上古時代的記載顯示，希臘、羅馬人早已瞭解自然陽光的重要性，並實際應用在治療過程中，而古中醫典籍也曾記載「五色對應五臟」的治療方法。

生物科技專家經研究與實驗證實：當器官細胞受到光波照射後，光波能引發細胞的生物化學刺激作用，促進成長因數的釋放，進而激發血管內皮細胞的增生，促使大量的細胞外間質產生並釋放細胞因數。

生物光譜的能量訊息，是人體器官細胞與色彩光波相互作用的媒介及載體，提供了人體器官細胞所能接納並加以回應的生物能量訊息。根據臨床發現，可見的色彩光譜波長約介於 400～800 nm 之間，其偏振光的能量訊息可作用於生物細胞，而且最適於傳送到特殊深度的人體器官組織。

現代科學研究已經證實，「全光譜」的光線，不論來自大自然的陽光或人工製造，其光譜能量都能夠增加人體氧氣的含量、降低心跳的速度，促進人體對維生素 D 及鈣質的吸收，以及改善肌肉與骨骼的機能等作用。此外，科學家也已確認光譜能量具有刺激並活化腺三磷（ATP）的增加與

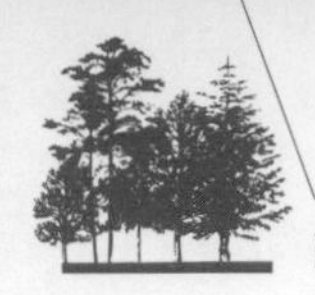

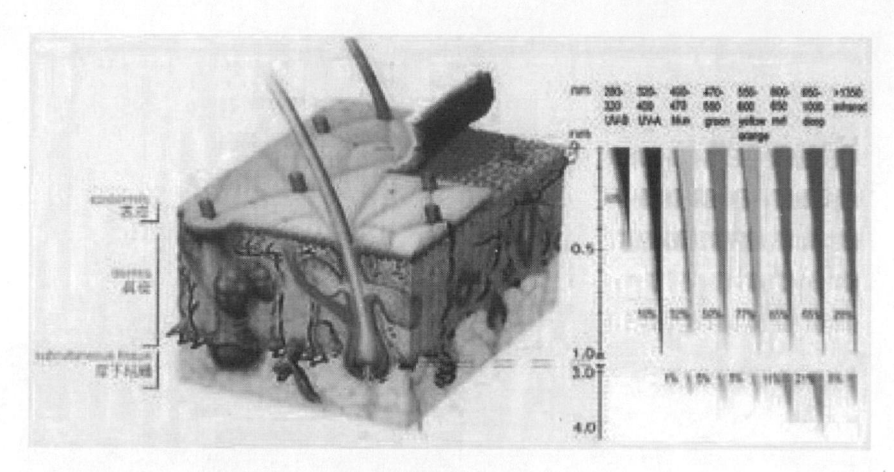

（彩圖 6，Bioptron 不同波長的光在人體皮膚內的傳導）

細胞的再生，增加細胞脫氧核醣核酸（DNA）和核糖核酸（RNA）的作用，增加淋巴系統的排毒活力與吞噬細胞的免疫消炎作用，以及促使角質細胞和纖維組織母細胞的增生與活化作用。光譜能量還可以刺激血管內皮細胞再生，恢復「NO」的自製功能，擴充血管並改善血液微循環等生物作用，適合運用於心腦血管病變的預防與治療。（見彩圖 6）

光能訊息與生物本能

經由多年的試驗與觀察，畜牧專家於養殖鵪鶉的過程中，發現不同顏色的光能會影響鵪鶉的成熟及蛋的產量。當出生前十天，以白色的日光燈持續照射二十四小時後，改為紅色光照射，則蛋的產量馬上增加。如果一直採用白色光照射，鵪鶉會食量大增並快速成長，但是蛋的產量卻大幅減少。專家認為，白色光的能量頻率可以促使鵪鶉加速發育，但生殖系統的功能反而衰退，同時發現紅色光的能量頻率可以促使鵪鶉不吵鬧、活動減緩，導致發育成長速度緩慢，但是蛋的產量每天增加三～五倍。

鵪鶉對於不同顏色光能量的敏銳度強烈，白色飼料槽會刺激鵪鶉多進食，如果改成其他顏色，鵪鶉寧願挨餓也不靠近吃飼料；紅色水槽會刺激鵪鶉去喝水，如果改成其他顏色，鵪鶉再渴也不願喝水。專家深入研究發現，從鵪鶉蛋經由人工孵化後，不再跟其他鵪鶉生活在一起，結果也會產生同樣現象；可見，這是與生具來的天性，並不是後天訓練或養成的習慣。

鵪鶉對於白色光與紅色光能量的生理機能反應，與人及其他動物對於紅色光的反應，相當不同。以牛為例，紅色或紅色光能量將激發其憤怒的情緒，舉世聞名的「西班牙鬥牛」就是以紅顏色的布激怒鬥牛，讓鬥牛奮不顧身地橫衝直撞，拼個你死我活。不久之前，電視新聞報導：一隻西班牙鬥牛跳躍二公尺寬及三公尺高的護欄，衝向看臺一位穿紅衣的觀眾，衝倒後，又在觀眾臺上追撞其他穿紅衣的群眾。根據科學家的研究，人類對於紅色光的反應也是一樣，紅色光將激起體內情緒激蕩，引起心跳加快、失眠、壓力指數上升等現象；然而，鵪鶉的反應卻完全相反，這是什麼原因？至今尚無較具說服力地解釋，只能歸於物種的天生特性吧！

尖端科學家認為光譜的能量頻率，不只供應宇宙生物的能量，還能夠傳遞不同光譜的頻率訊息。目前生物學家及動物學家已經確認的，多半是昆蟲類的飛行與覓食，例如小蜜蜂就是依循太陽光的訊息，飛行至數百公里外覓食後折返巢穴，並一邊跳著舞、一邊揮動翅膀，傳遞飛行與覓食的訊息，在旁觀看的蜜蜂得到訊息之後就傾巢而出，採蜜去，似乎符合「好東西與好朋友分享」及「呷好道相報」（台語）之道。

生物光譜——細胞的原始動能

數千年以來，在人類的宗教與文化中，「光」一直被視為美好、崇高、純潔、精神和神聖的象徵；相對地，黑暗通常就等同於罪惡的本身。自古以來，人類本能地知道，陽光是健康與幸福的重要元素，太陽的光線穿越了浩瀚的空間，把大地從黑夜帶入白天。但是，對於人們的肉眼視力來說，陽光仍然是不可見的，必須等陽光撞擊了物體，比如月亮、恒星或行星時，才會顯現出「光」的明亮現象，讓人們發現並體驗它的生命力量。

早在 1960 年，發現維他命 C 而榮獲諾貝爾醫學獎的 Szent-Gyorgyi 教授，曾表示「人體所有的能量都源自太陽的光線」，因為植物的生長來自陽光、空氣及水，陽光供應了植物生長所需的所有能量，植物經由這些能量合成生命必需的物質，並且貯存了來自太陽的能量。當植物被動物或人類攝取時，又供應了動物與人類生存及生長所需的能量。由此可見，食物不只是提供營養學上的營養，還提供生命所需的能量。

人類醫學史中，遠在數千年前的印度及中國醫學文獻，早已記載不同顏色的光波對應著人體器官的功能與健康。印度宗教醫學認為人體存有七大能量中心，而陽光的七彩色光對應這七大能量中心——海底輪、根輪、臍輪、心輪、喉輪、眉輪與頂輪。中國醫學寶典《黃帝內經》，則是人類史上最早記載人類利用色光治療疾病的書籍，認為人體內的五大系統器官——心、肝、脾、肺、腎，對應外在生存環境的五大因素及變數——火、木、土、金、水，以及五色——紅、綠、黃、白、黑，採用相對應的色光就能激發相對應的器官細胞功能，因而可以治療病變或病症。

18 世紀，德國詩人歌德發現，使用紅、黃、藍三種基礎色，即可調合出人們想要的任何色彩。人體的眼睛經由三種不同類型的視網膜圓椎體細胞的作用，產生了辨別色彩的功能，而色彩則是由可見光波所創造的，每一種色彩都有特定的波長，波長範圍相當於 760.8 nm（紅色）至 393.4 nm（紫色）之間的光線，超出此波長範圍則非人體肉眼的可見

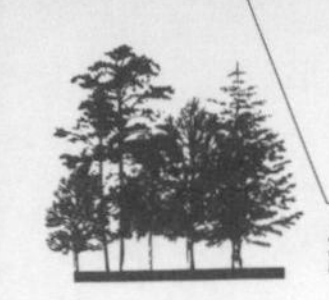

光。因此，在整套光譜中，只有八分之一是人體肉眼可見的，但這些小部分對於人類的生存卻是十分重要。

陽光通常是白色，當它撞擊到雨滴所形成的「霧牆」，經由細露般水滴的折射而「分解」，呈現並創造出不同波長的彩虹色譜。以科學角度來說，陽光被折射為七種不同波長的紅、橙、黃、綠、藍、靛、紫等色譜。這種折射作用與過程，可以經由一面三稜鏡來驗證：當陽光通過三稜鏡時，過濾掉白色光之後，使得七種不同波長的顏色呈現出來——正如雨霧中、陽光下的彩虹。

近世紀以來，科技文明日漸發達，地球上的能源如媒、石油……等被消耗殆盡，油價天天漲不停，聰明的人類開始向宇宙的「太陽能」打主意，利用太陽的光能轉換成熱能與電能，替代石油的能源。太陽光中有可見的紅、橙、黃、綠、藍、靛、紫等光波，以及不可見的紫外線與紅外線光波，科學界與醫學領域的專家，已經證實紫外線與紅外線等不可見的光波，對人體內器官組織的功能具有深遠的影響。由此可知，含有不同頻率能量的各色可見光波，，一定與人體內器官組織的功能息息相關。從種種宇宙自然界的現象，可以證實太陽光中紅外線與紫外線之間的紅、橙、黃、綠、藍、靛、紫等光譜能量頻率，對於自然界生物以及其各器官細胞的功能與活力能量，有著密切的關係。

1. 紅色光——具有激發活力的特色功能，可以釋放被閉鎖的深沉能量，予以新的感應，促進功能衰退或遲鈍的細胞恢復正常。中國古醫典記載紅色對應於心臟，依據我們的臨床經驗，紅色光譜確實能促進心腦血管的機能。

2. 藍色光——具有平穩 、冷靜、聚焦的特色，可以穩定器官組織的能量，重新調節亢進、激動的器官細胞功能，恢復有條理及平衡的功能。在綠能整合療法的臨床經驗中，發現藍色光譜有助於肺功能、支氣管等呼吸系統。

3. 黃色光——具有調和、明亮的特色，可以激發衰弱的細胞，還能放鬆過度僵硬的組織，並提供能量、增強鎮定性。中國古醫典認為黃色有助於胃、十二指腸、胰、脾臟等消化系統，而臨床的應用上，對於胃潰瘍、十二指腸潰瘍、糖尿病等消化性病變，具有不可思議的療效。

4. 綠色光——具有平衡、沉著的特色功能，維持生理和精神之間動力能量的平衡，保持深沈的平靜，減輕緊張和疼痛的症狀。中醫古醫典認為綠色利於提升人體的肝細胞功能，我們於臨床上，以綠色光波用於脂肪肝、酒精肝、肝炎帶原者的輔助治療，經過五～十天治療後，即能得到難以置信的效果。

5. 橙色光——具有恢復活力、溫暖與激勵的特色功能，比紅色更加溫和的作用，逐漸增強體內能量，並啟動與振奮

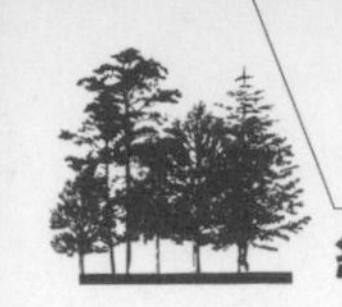

那些停滯的細胞功能作用。臨床上，用於增強臍輪能量與腎區能量。

6. 紫色光——具有穩定、平和、傳遞能量的特色，可以放鬆緊張與減輕壓力，平息嚴重的憤怒情緒。中醫認為「腎主水、主黑、主骨、主髓」，然而，黑色沒有任何光波或光譜。專家發現屬黑色系列的紫色光波，對於腦部、腎臟及泌尿系統的功能有所助益，所以在臨床上，紫色光常應用於失眠、憂鬱等腦細胞缺氧病狀的輔助治療。

生物光譜與細胞「自癒」作用

經由專家多項重要研究及報告確認光波對生物體之影響，並證實了「偏光」在最理想的能量與波長時，對於生物組織細胞可以產生激發作用，促進細胞膜的活動力。當器官細胞被光波照射後，成長因子受到刺激而釋放，進而激發血管內皮細胞的增生，促使大量的細胞外間質產生，同時釋放細胞因數。專家認為生物光譜之所以能夠激發修復作用的「自癒潛能」，完全在於人體器官細胞利用線粒體吸收了可見光能，導致細胞分子的連鎖反應，增加細胞的新陳代謝功能和核酸活化的綜合能量。

1981 年，匈牙利科學家採用鐳射偏極化理論，驗證光譜療法具有生化刺激作用。儘管，偏振光的生物作用機轉仍在研究之中，但臨床經驗已經顯示，光譜療法能刺激纖維組織母細胞釋放增長因數、增加膠質，並激發上皮細胞的修復作用（epithelization），加速皮膚潰瘍的傷口復原，同時增加疤痕的抗拉強度。

Ⅰ. 組織細胞的修復作用：光譜能量可擴張周邊的血管，提升皮膚的血液流動量與供氧量，大幅增加營養素的運送，而有助於褥瘡、糖尿病腳潰瘍、燒傷，容易受細菌感染、不易癒合的慢性創傷，以及手術或外傷等傷口自然癒合與復原，並縮短治療時間、加速恢復正常。

Ⅱ. 細胞自癒連鎖反應：細胞經由光傳遞訊息，所以只要提供適當的光線，細胞就可重新啟動停頓的化學反應，開始正常運作。生物光譜療法利用光波能量，促使纖維細胞產生激發作用、結締組織發揮修復作用，讓血液的微循環和神經傳遞恢復正常，因而阻斷惡性循環的進展，啟動細胞自癒的連鎖反應。科學家已經確認，光波的刺激能促進以下的生物作用：

1. 生化激發作用（Biostimulation）：人類與生物體的器官，百分之百由細胞所構成，當細胞再生活力減弱而導致健康發生障礙時，色光之能量可產生刺激與激發反應，促使細胞再生的重新恢復正常功能，這種反應即為細胞的生化激發作用。

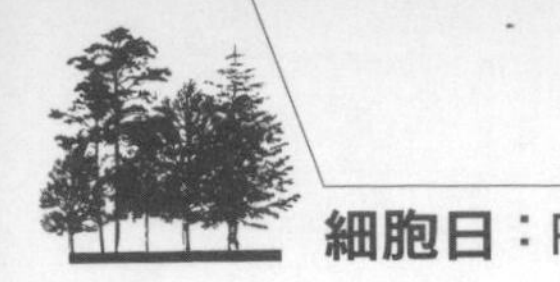

2. 細胞的活化及再生作用（Regeneration）：色光能量對細胞具有適當的生物化學刺激效果，所以可以促進人體內器官與血液細胞的活化、再生，激發天生的自癒潛能，逆轉病變以恢復健康。

3. 增強免疫功能作用（Immunization）：偏振光可以促進細胞的新陳代謝及活化，同時激發了人體免疫系統。

目前，主流醫學所認可的「光譜療法」是：太陽光有助於肺結核病症的治療；紫外線有助於骨質生長，以及維生素D的吸收與生成，但是過量將引發皮膚癌；紅外線可助於血液循環、肌肉放鬆，當過量也會引發皮膚燙傷；其他如 X 光、鐳射光（鐳射）等不可見光，對於人體也具有療效。

為什麼主流醫學認可這些「光譜療法」，卻不認可中醫寶典黃帝內經「五色對應五臟」的可見光療法呢？況且，主流醫學所認可的光譜療法，多數來自西方醫生的發現與報告。

根據多年的探討，發現這是人之通病──「近廟欺神」即「垂手可得不為寶，而忽視之」，導致日常可見的色光能量，雖與人體內器官細胞功能具有密切關係，卻始終為科學界與醫學界所忽視；反而，大費周章地研究探索紅色與紫色光波之外的不可見光，如何對人體器官細胞功能的影響，這豈不是緣木求魚？

最可悲的是，歷代中醫的醫生們只認同「五味」的中草藥配方，認為《黃帝內經》中關於「五色、五氣、五音」能量平衡療法的記載，只是不足以採信的傳說，甚至認定只有開方、抓藥、煎藥的「五味」療法才是正統中醫，所謂「五色、五氣、五音」療法並非正統。

中醫界之所以如此違背中醫寶典《黃帝內經》中的祖訓，否認「五色、五氣、五音」屬於正統中醫的一部分，是因為《黃帝內經》裡關於「五色、五氣、五音」的記載，目前只剩下聊聊幾個字而已，其他早已失傳了幾千年；而且具有物理、化學等科技知識的中醫師不多，無法確切明瞭「五色、五氣、五音」的特性，這是中醫界的弱點。然而，更貼近現實的是，少數中醫師擔心捧了幾千年的「五味」飯碗，可能會被打破。

事實上，醫學不是互相取代或攻擊，而是相互整合、融合、補強的醫學。我習醫、行醫近四十年，老是想不通一個現象：「為什麼西醫與中醫要互相攻擊？或又聯手攻擊其他的另類醫學？」為什麼不能截長補短，整合出更適合人體的醫學及療法？醫學是最實用、也最實在的，不論是主流、不入流、另類、民俗、中醫或西醫，只要真正能消除人體的病痛，沒有副作用的恢復人體健康，人類就會肯定它、接受它、流傳它，絕對不是任何一位專家或任何團體，可以左右它的存在與歷史價值。

今後，科學界與醫學界對於可見光的功能，應該多加探索研究與利用。宇宙之間如果沒有光波或色彩的話，將是難以想像的大災難，人類及生物也就無法快樂、健康的存活於宇宙世界。

天籟之音與細胞自癒作用

宗教音樂的最高境界——天籟之音，就是來自宇宙大自然的生命樂章。人體與生物其器官組織的功能運作，具有天生自然的生物節奏，這種生物節奏的波動完全符合大自然音律的諧和節奏，因此，宇宙大自然之中的諧和節奏，其實就是生物體的生命樂章。

畢達格拉斯（Dr. Pythagoras）博士是一位著名的醫師，同時也是哲學家、音樂理論家兼數學家，曾以自然諧和的生物音律與節奏，配合立體時空的動力音效（Dynamic Space-Stereophony），製作了「醫學共振音樂」，以激發人體內各器官系統的能量訊息，恢復其正常、均衡的生命節奏。醫學上的共振諧和音律，順乎著大自然而諧和的音波律動，人們可以從諧和的音樂當中，領會身、心、靈合一的境界。

事實上，中國古醫學寶典《黃帝內經》，早在數千年前，即記載「五音、五色、五氣、五味對應人體五行、五臟」，遺憾的是，歷代中醫界的賢達名醫只專注於藥草的「五味」，而忽視了「五音、五律」的輔助療法，才造就了近代音樂療法之父——Dr. Pythagoras 的創舉。（如此之例，多如過江之鯽！中醫界的賢達們，汗顏啊！）

專家認為：人體經由耳朵接收音波後，直接作用於大腦中樞，刺激人體的神經系統、消化系統、內分泌系統等等。正因為如此，每當人們聽到悅耳的音樂，身體的神經系統便開始興奮，情緒也會發生變化：同時，音波也會經由波動震撼人體的表面皮膚，當波動向體內繼續傳遞，則能引起人體內組織細胞產生相同波動頻率的同步共振與共鳴。音律的波動，可以調控器官細胞的生命波動與生物節奏，同時激發人體器官細胞的功能，因此，一首和諧音波的優美動聽歌曲，可以促進人體內器官細胞的新陳代謝功能以及氣血循環，進而激發呈現衰弱或病變的器官組織，恢復和諧的生物節奏及生命波動。

經由科學家證實，正如人體內的脈搏起伏、心律快慢、呼吸節奏、及腸胃蠕動，甚至肌肉的收縮與舒張，都是一種「生物的生命節奏」，人體的交感與副交感神經，也是以波動起伏調控器官細胞生物機能的生命節奏。某些器官如肝、膽、胰、腎……等，雖然沒有心血管那麼明顯的波動，卻仍具有能令人感受或感知的波動節奏；因此，當今科學家認為人體所有器官細胞同樣具有「生物的生命節奏」，也同樣被交感與副交感神經以及神經分泌的傳遞素所調控。

主流醫學界對於生物節奏的研究，至今時間並不長，然而，近年來科學界對於生物節奏的諧和功能，已經有了相當深度的體認；經由研究發現，生物的自然和諧節奏與大腦、心臟、呼吸、血液、腸胃、眼睛、耳朵、肌肉、神經系統，甚至細胞的 DNA、RNA 等等的生物生命節奏，相互共振與共鳴。

生物磁能場與細胞自癒潛能

生物磁能對人體健康的影響，可從「風生水起」這四個字說起；老子說：「人法地，地法天，天法道，道法自然」，這正是宇宙天文之微波能量、地理之地磁現象與人之自然關係，這也是中醫的基本核心理論——風水學，起源於先古聖哲之陰陽、五行與八卦，與中醫藥學如出一轍。

人自有生命的那一刻開始，由於慣性的作用，已經具備與地球自轉一樣的速度；此外，與地球磁能場的磁力線貫穿南北一般，人體也擁有自己的磁能場，人體內的所有水分子猶如一根小小的指南針，在地球磁力線的作用之下，不停地擺動。當水分子的兩極朝向與地球南北磁力線方向一致時，人體內的水分子就趨向穩定而停止擺動；如果水分子的兩極朝向與地球南北磁力線牴觸時，人體內的水分子就變得不穩定，則人體內器官細胞的功能與作用必定不正常。

1979 年，Dr . Peter Kulish 開始生物磁能學與磁場物理學領域的研究，探索人體內細胞組織的電氣場的特性，同時探索生物磁能場如何促進人體恢復健康，結果發現「生物磁能場」藉由「能量資訊」的傳遞，促進人體器官細胞恢復健康。近年來，他曾在中國北京大學的醫學中心，以及泰國、菲律賓等國，進行臨床疾病治療的研究。

任教於 New York States University 的 Robert Becker 教授，曾兩次獲得諾貝爾獎提名，著有「*Body Electric*」及「*Cross Current*」二書，他一方面強調電磁波的正磁場效應對人體的危害，另一方面採用「負極直流電磁能場」的理念進行動物實驗，並研發出利用電流波動的儀器將交流電轉換成直流電，再利用直流電的負極，促進手術傷口癒合的作用。（我們所研發的「P & M 生物波動磁振儀」，即是採用相同理論，產生負極直流波動電磁能場。）

1990 年，Dr. Philpott 再版的「*Brain Allergies*」，書中的新序言如此描述：「人造磁場的負極磁能量，具有癒合作用。負極磁能可以增加人體的pH值，同時維持在正常的弱鹼性狀態。」因此，負極磁能量可以中和人體內的pH值，並維持在正常的弱鹼性狀態，臨床上將應用於防治並逆轉人體內細胞的酸化作用，以及治療其所衍生的精神上和生理上的症狀，如幻覺、妄想、恐怖、憂鬱、受迫、癡呆等病症，以及過濾性病毒、細菌或黴菌等病變。

生物磁能波的「自癒作用」

根據德國霍爾普生物物理研究所的生物磁能學專家沃爾夫岡路德維希（Ludwig）博士的研究，認為「生物磁能波」是一種能穿透人體每一個器官細胞，對於病變的器官細胞具有引發「自癒作用」，而且無化學性或物理性副作用的治療方法。

生物磁能學是非常簡單的科學，只要採用適合人體的生物磁能波就能促使人體產生自癒作用，還原人體的健康。根據當代生物磁能學「教父」 Dr. Albert 與 Dr. Davis 所提的理論——人體內的每個器官細胞具有各別的波動頻率，因此，當人體內的生物磁能量減弱，有如電力耗盡、電位趨弱的電池；此時，若以生物磁場能量儀予以調控，人體內原已下降的電位磁能場可以獲得提升。原來，在生物磁場能量儀的激發之下，可以促使人體內細胞膜的電子增加並提升其生物磁能量，回復到一個正常、健康的電位磁能場狀態，同時啟動其化學反應物質的活力。因而，人體內的每個器官細胞，具有啟動「自癒」的潛能及作用。

人體內神經系統的每一個神經訊息，都是一個電磁波，而外在負極磁能場對神經訊息的傳達，具有舒緩或激發的作用。負極磁能場有助於鎮靜神經、促進舒緩神經痛，達到放鬆、消腫的效果，高磁能的負極磁場能減慢腦電波的頻率，在醫療上可改善睡眠品質、止痛、緩和情緒、舒緩緊張、改善中風後遺症、四肢行動不便、精神病等症狀。

綜合以上的結論：細胞電位磁能（神經傳遞素）的正確調整與控制，可以促使人體器官細胞恢復正常的健康狀態。

生物磁能波與酸鹼平衡、陰陽調和

Ludwig 博士曾發表：宇宙大環境中磁能量場的變化，會影響人體內在生物磁能場的平衡。全世界的生物磁能學研究專家，認為大宇宙環境的電磁波污染所引發的病變效應，可以採用生物磁能場加以治療。

科學家研究發現，植物是個具有磁能場和極性的有機體，而且負極往往比正極強，所以植物的種子在黑暗中發芽時，不管種子的胚芽朝哪一個方向，新根部都朝向南方。由於植物的根有如動物的腳，其性屬陰，所以新根部朝向南方陽極，以求陰陽平衡與調和。

人體必須時時保持酸鹼平衡，也就是中醫所強調的陰陽調和，才能永保健康無病痛。但是，現代人的體質都偏向於酸性化，當代文明病的主要病因，皆是由人體內的「酸毒偏高」所引起。當人體內的酸毒偏高時，容易引發高血壓、糖

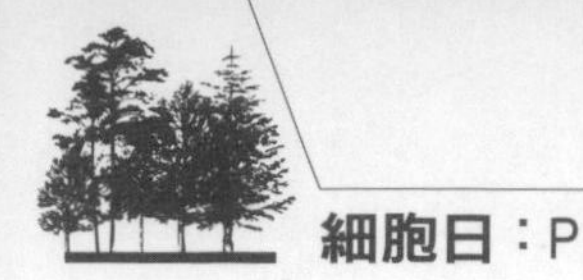

尿病、脂肪肝、痛風、腎臟病、心腦血管疾病，甚至癌症的病變，促使體內酸毒更加偏高。

人體血液的正常酸鹼值（pH 值）於 7.4 ± 0.05 時，最適合於人體器官細胞的生存，而人體內的酸鹼失調，即相當於中醫所說的「陰陽失調」。在中醫理論之中，陰陽失調謂之病，由於。人體內「陰陽失調」時，人體的血液、體液的酸鹼度將大幅變動，無論偏向於強鹼或強酸，都將使器官細胞無法生存而大量死亡，結果引發器官細胞功能衰退，招致病變。

日本大阪大學的片瀨淡博士認為：「器官細胞的病變內因，多半是由於酸鹼失調引起人體內機能與生態的變化，結果形成一種病態；當內在體質發生變化時，隨著各種不同外因的作用，即開始引發各種疾病，因此，異常內在體質是發生疾病的主要原因」。所謂異常體質，即指酸鹼失衡、陰陽失調。

1930 年，阿爾貝羅伊與戴維斯博士曾於北極和南極區域，偵測生物磁能場並進行人類與動物試驗，他們發現「負極」磁場能量具有穩定作用的治療功效，同時發現生物「負極」磁能可作為疾病的診斷、治療以及維護健康。至於，另一個「正極」磁場能量，卻會產生抑制新陳代謝功能的效應及壓力。

1936 年，美國學者 Dr. Albert & Davis，發現了一個重要

定律：正極（陽）生物磁能場帶有正電、氧化、活化、酸性化、壓力、興奮、順時針轉的磁場效應，負極（陰）生物磁能場帶有負電、還原、放鬆、鹼性化、抗壓、鎮靜、逆時針轉的磁場效應。對於中醫來說，正負極磁能場效應不就是「陰陽學說」嗎！數千年前的中醫「陰陽學說」，竟然與新科技的「生物磁能學」理論相吻合，由此可見，古今中外的醫學都強調人體的酸鹼平衡、陰陽調和。事實上，中國醫學是一部超越科學的「能量醫學」，可惜，少數中醫界人士並不如此認為！

5

P & M綠能整合醫學療法

P & M 綠能整合醫學療法

第一次見到「綠能」一詞，令我茅塞頓開。以往將融合物質、能量與訊息的醫學觀念及治療方法命名為「綠色整合醫學療法」，卻總是覺得無法完全顯現其精髓；如今，以「P & M 綠能整合醫學療法」（P&M Integrative Green Energy Medicine Therapy）為名，則能完全呈現「綠能整合醫學」精髓之所在。

「P & M 綠能整合醫學療法」這個令醫學界十分陌生的名稱，到底是什麼樣的另類異論？事實上，這並不是什麼新奇或怪異的醫學療法，而是將主流西醫、古中醫以及另類醫學領域的個別優點，予以有效地融合運用。所謂「綠能」，即是有益於生物機體自愈又合乎環保的能量，而「P & M 綠能整合醫學療法」，即提供人體器官細胞於生存環境及新陳代謝功能過程之中，必需的物質、能量與訊息三元素。

P & M 綠能整合的作用

根據生物學家的觀察，發現世上的所有生物，不論動物或植物，其生存、活動、求偶、繁殖等現象，都依賴訊息的傳遞來達成。例如許多植物的繁殖，即是藉由花的香味及美麗色彩的訊息，吸引昆蟲、蜂鳥等來傳播花粉，達成授粉的目的；而更多的動物是以行為、表情、叫聲、色彩、味道、氣息等等訊息的傳達，才有辦法存活於種群之中。專家還發現，微小如細菌的單細胞生物，彼此之間也有訊息的傳遞。因此，我們人體內的器官細胞，其新陳代謝的功能運作、逆轉病變或病症，需要訊息的溝通與傳遞作用，也就不足為奇，理所當然。

宇宙任何生物，天生擁有自衛本能，以維持整個生命訊息體，對抗來自內在或外在的任何傷害。自然啟動癒合作用，以恢復原來的正常功能，才能延續物種的生命。生物體的這種自衛本能現象就是自癒修復機制。一旦人體生病或有病變時，若能激發生物體的自癒修復機制，當能轉危為安，延續生命。

因此，人體內除了可見的物質肉體之外，還存在著不可見的能量與訊息，以同步的指令作用，調控著人體內器官細胞的整體功能。生物體的發育過程，正是接受了訊息體的指令（荷爾蒙內分泌），指揮與調控生物的物質體的成長與成熟，以及所有新陳代謝的生理功能。

人體自癒作用的特性極其複雜，但有一定的規律與章法，其中包含物質、能量與訊息的互聯網絡，以及一套發號指令的調控中心。人體器官細胞之間的功能，彼此環環相扣，隨著調控中心的指令，進行體內的各種新陳代謝功能的運作，維持體內如：循環、消化、排泄、神經傳導、生殖等系統的生化反應與活動。

依據全相全息現象的作用原理：當某器官的能量訊息波有所變動，則其訊息壓縮的模式也會引發同步變動，同時其他器官的訊息壓縮模式也會隨之變動。人體及生物體內，各個器官組織不可能獨自存在，因此當某部分變動即會牽動整體的變化。這正是中醫學的「表裡、經絡、五色、五氣、五律、五味」對應五臟器官之基本概念。

P & M 綠能整合之效

宇宙的物質、能量與訊息三元素，時時刻刻影響著人體內器官細胞的生存環境及其功能作用。當「三缺一」之際，人體器官細胞即無法得到全面且優質的生存環境，以致其功能作用也只能片面運作而已。然而，宇宙任何生物皆擁有自衛本能，以維持整個生命訊息體，對抗來自內在或外在的任何傷害，並透過自然啟動癒合作用，恢復原來的正常功能，以延續物種的生命。這種自衛本能現象就是自癒修復機制，一旦人體生病或病變時，唯有仰賴激發生物體自癒修復機制的潛能，方能轉危為安、延續壽命。

「P & M 綠能整合醫學療法」涵蓋物質、能量、訊息三層面的療法，作用在於清除人體內自由基、二氧化碳、代謝廢物、重金屬、膽固醇、血脂肪、粥狀斑塊……等雜質，並代謝沉積的廢物與毒素，恢復器官細胞內在的綠色生存環境，因而激發人體器官細胞的「自癒」潛能，逆轉病變的器官細胞，促使其自行恢復正常功能。

激發人體自癒本能

根據生物學家的觀察，不論動物或植物，舉凡所有生物的生存、活動、求偶、繁殖……等現象，都依賴訊息的傳達來達成。例如花朵藉由花粉的香味及花瓣的美麗色彩等訊息，吸引蜜蜂、蜂鳥等來幫忙傳播花粉；更多的動物以行為、表情、叫聲、色彩、味道、氣息……等等訊息的傳達，才能存活於種群之中；甚至，微小如細菌的單細胞生物，彼此之間也有訊息的傳遞。因此，人體內器官細胞其新陳代謝的功能運作，或是試圖逆轉病變或病症，需要透過訊息的溝通與傳遞作用，是理所當然而不足為奇的。

人體自癒作用的特性極為複雜，依循一定的規律與脈絡運行，其中包含物質、能量與訊息的互聯網絡，以及一套發號指令的調控中心。因此，人體內除了可見的物質肉體之外，還存在著不可見的能量與訊息，以同步指令調控人體內器官細胞的整體功能。

人體器官細胞之間彼此環環相扣，隨著調控中心所下達的指令，進行體內各種新陳代謝功能的運作，如循環、消化、排泄、神經傳導、生殖等系統的生化反應與活動。生物體的發育過程，正是接受了訊息體的指令（荷爾蒙內分泌），指揮與調控生物的物質體成長與成熟，以及所有新陳代謝的生理功能。

當然，人體及生物體內的各個器官組織不可能單獨存在，部分的變動勢必會牽動整體的變化，當某器官的能量訊息波有所變動，其訊息壓縮的模式會引發同步變動，其他器官的訊息壓縮模式也會隨之變動。這個概念，正好符合中醫學裡「五色、五氣、五律、五味」對應五臟器官之基本概念。

人體需要整合的醫學

行醫越久的醫生，多少都會發覺單一的醫學或單一的療法，已經不足以有效治療長期慢性病變；在長達四十年的西醫生涯之中，我和馬醫生也歷經了相同的感慨。

我們發覺當今的西醫對於長期慢性病，不論診斷方式或治療方法都有相當大的盲點與缺點，所以經常發生「全身健康檢查正常的報告剛出爐，結果不久即突發中風、心臟病猝死、過勞死或癌症蔓延，或者發現如頑固性失眠、精神病、高血壓、糖尿病、脂肪肝……等等，需終生長期服藥控制的病變」。

根據醫學常識判斷，一流西醫教學醫院的檢查報告應該不會出錯，但是在檢查一切正常的狀況下，卻仍經常有人突發這些長期慢性病變與併發症，而且不論地區小醫院或大教學醫院，其發生率幾乎一樣。甚至，曾經有人進行「運動心電圖」檢查時，突發「心肌梗塞」的症狀，陪伴一旁的心臟病專家醫生及護士馬上救治，結果仍是回天乏術。為什麼會如此呢？

當今盛行的長期慢性病，單靠主流西醫的治療僅能達到「控制療效」，若採用中醫的治療，雖能從能量平衡的根本著手，可惜「療效緩慢」，這正是長期慢性病難以治癒的原因之所在。

曾於國外行醫的我，希望「另類醫學」對於人體「長期慢性病症」能有所助益，經過多年深入「另類醫學」領域探索與臨床心得，發現單一的順勢療法、音樂療法、光譜療法、磁能場療法、花精療法、自然療法……等「另類醫

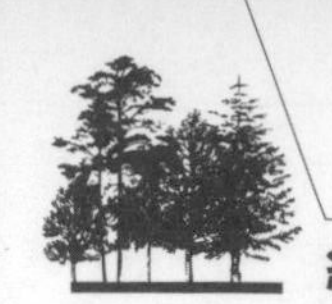

學」，對於某些長期慢性病症，跟主流西醫一樣有所助益或療效，但都只限於片面或暫時的效果而已。二者之間的最大區別，在於主流西醫多半採用副作用比較大的化學藥品，而「另類醫學療法」多半採用副作用比較少的自然方法。

於是，經由「整合」的概念，我們將主流西醫與各種「另類醫學療法」予以適當的融合，整合之後的「另類醫學療法」，對於長期慢性病變產生更理想、副作用更少的療效。可是，主流與另類醫學療法的整合仍不甚理想，因為明顯療效需要耗費數十次療程或幾個月以上的時間，某些病人可能於治療期間仍然突發中風、心肌梗塞、猝死或癌症的發生。當加入中國醫學的針灸經絡的療法，如虎添翼，只需五天或十天的治療，即顯現令人驚訝的療效。

不藥而癒的醫療新境界

近年來，歐美專家透過新科技的方法，將「五色、五律、五氣」中醫能量療法的原則，重新研發與應用，發展出時尚的音樂療法、光波療法與磁場療法。令人惋惜的是，這些外國專家以印度醫學的七輪學說，作為治療原則（因為印度被英國統治近百年，印度文化被翻譯成英文，所以國外專家比較熟悉印度醫學），而沒有根據《黃帝內經》的精髓加以整合，並且大都采單一另類醫學的療效仍有其侷限性，因此只能達到保健或鬆弛情緒的效果而已。

國內很多中西醫渾然不知這些是自己祖先的醫學，誤以為是來自國外的新醫學而趨之若鶩。其實，四千多年前的古中醫寶典《黃帝內經》裡，早已具備「另類醫學療法」的概念與方法，例如：「五色、五律、五氣、五味」的理論與原則，還有八綱「虛實、寒熱、陰陽、表裡」的分類及能量調節，這無疑是能量醫學的鼻祖；此外，還有針灸經絡的理論與治療，這些都是人類醫學史上的創舉。

「P & M 綠能整合醫學療法」即將《黃帝內經》中「五色、五律、五氣」等平衡能量的治療方法，予以現代化及科技化。例如：光譜能量療法即源自《黃帝內經》中「五色」的應用原理，波動磁場療法即源自「五氣」對應五行與五臟之能量平衡原理，音樂療法更是《黃帝內經》中「五音」或「五律」的運用；此外，「改良式尿療法」是源自中醫藥材之「童尿」的概念，而針灸療法本來就是中醫之精髓，則更毋需多加闡述。

「P & M 綠能整合醫學療法」採用主流西醫所提倡「氧氣與營養」的物質元素補給，佐以另類醫學的音波、光波、生物磁波等能量訊息療法，同時融合古中醫寶典《黃帝內經》中「五音、五色、五氣對應五行與五臟」的理論原則，以及中醫的針灸經絡的訊息導引作用，達到人類醫學之最高

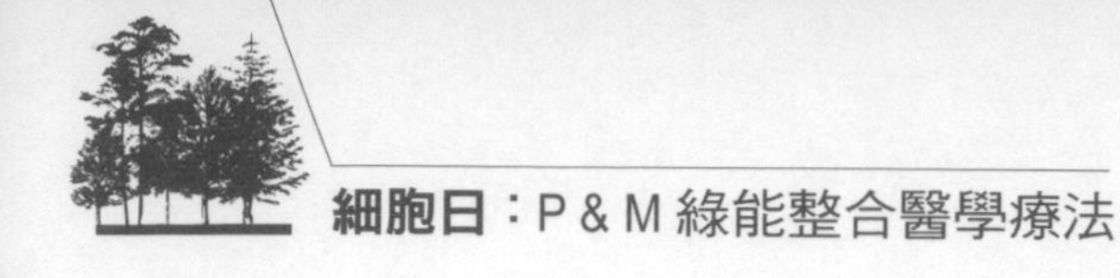

理想——「不藥而癒」的境界。

綠色的內在生存環境

「P & M綠能整合醫學療法」即是整合物質觀的主流醫學、能量觀的另類醫學、訊息觀的中國醫學，讓病變的器官細胞得到物質、能量與訊息的全面調整，重新生存於綠色環境的病變器官細胞，受到激發而產生「自癒作用」，逆轉其衰退或異常的功能，達到恢復正常的理想療效。

我們藉由電波、磁波、光波、聲波……等物理能量的調控，提供器官細胞無污染的綠色生存環境，促使器官細胞自然啟動及運作「新陳代謝」的生物功能，激發「人體自癒潛能」，讓許多枝枝節節的長期慢性病變與病症自然消失與治癒。

Ⅰ. 促進血液循環作用：透過器官與器官之間共振失調的調整，清除阻塞血管壁的附著雜質，降低血液中膽固醇、三酸甘油脂等雜質及血球的粘稠度，徹底改善人體內各器官的血液大循環，以及細胞與細胞之間的小循環。

Ⅱ. 改良式螯合作用：補充器官細胞缺乏的微量元素、維生素及能量——氧氣（O_2），清除人體內自由基、二氧化碳及代謝廢物、重金屬、膽固醇、血脂肪、粥狀斑塊……等雜質，並代謝沉積的廢物與毒素，讓全身所有器官與細胞得到充足的氧氣及營養的供給，並順暢地排出二氧化碳、代謝廢物和毒素。

Ⅲ. 光波能量作用：刺激纖維母細胞釋放增長因數與增加膠質，並激發上皮細胞的修復作用（epithelization）與生化刺激作用（Biostimulation），活化免疫細胞、增強免疫系統，因此，在光波照射器官細胞之下，可以促進人體內器官與細胞的活化及再生。光波傳遞的訊息，促使停頓的細胞化學反應功能重新啟動與運作，可以激發天生的自癒潛能，達到逆轉病變、恢復正常與健康之效。

Ⅳ. 聲波能量作用：音波能量的「諧和節奏訊息」，可以促使生物的自然機能也產生和諧節奏，因而激發人體內的中樞神經和內分泌系統，產生穩定且協調的荷爾蒙、傳遞素作用。同時，音波的振動頻率與人體器官產生共振作用，經由音律的波動頻率，震撼皮下經絡與器官組織，產生了共振與共鳴作用，直接調控器官細胞的生物生命節奏。因而，激發了人體自癒系統的能量訊息，促使人體內病變的器官細胞逆轉，恢復正常的功能。

Ⅴ. 負極磁能場作用：磁能場可以清除人體之內，由新陳代謝的廢物、酸中毒的細胞、細胞的缺氧或感染等等所引起的病變，促使其恢復正常。因此，人體的器官細胞是否保持充足的電磁能量，與其生物化學的功能是否平衡息息相

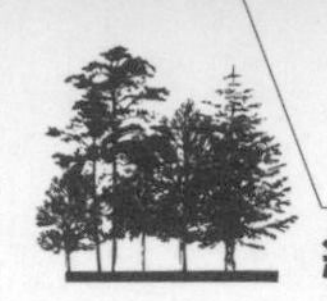

關。自然的電磁能場以及細胞 DNA 的活力，能促使細胞組織進行正常的新陳代謝功能運作；人造或天然磁石所產生的靜態磁能場，以及電場所產生的波動磁能場，都會穿透人體影響神經系統與其他器官細胞的功能。

Ⅵ. 波動電磁能場針灸（V.E.M.A.T）作用：針灸波動磁能場療法（ＶＥＭＡＴ），是一種針灸整合波動電磁能量頻率的療法。一方面促進人體內器官細胞的血液循環，另一方面促使不正常的器官細胞生物頻率回歸正常，使得器官細胞的生物波動能量恢復正常。

a）器官細胞的啟動作用：適合器官細胞生物波動頻率的電磁能場，將促使正常的器官細胞，在適合其生存的生物波動頻率環境中，更加自在、更具活力地運作。

b）器官細胞的「共振」作用：在正常生物波動電磁能頻率的環境下，促使偏離正常的器官細胞與之共振，並回歸其正常的生物波動頻率，不正常或病變的器官細胞得以再生與啟動，啟動人體內的「自癒作用」潛能，逆轉病變並恢復正常功能。

c）免疫排斥作用：人體的免疫系統，對於任何侵入器官細胞的外來物，本能地產生免疫排斥作用——紅腫熱痛的現象。針灸即是一種入侵人體的外來物，具有激發人體天生的免疫排斥作用。

十多年來，在「P & M 綠能整合醫學療法」的臨床門診中，經由物質、能量與訊息三元素，為人體內器官細胞提供優良的「綠能」生存環境，促使器官細胞自行恢復功能，進而激發「人體自癒能力」，令人體內任何病變皆自行修復，重拾健康。即使是醫學界束手無策、難以治癒的種種病症，如心腦血管病變、脂肪肝、酒精肝、肝纖維化、糖尿病之「糖足」併發症，以及失眠、老年癡呆、憂鬱、躁鬱、精神分裂症等等，都能得到「難以置信」的治癒效果。

由此可見，任何單一醫學只具有保健般的緩慢療效，唯有整合各類的醫學，人體的病變才能得到理想的治療。

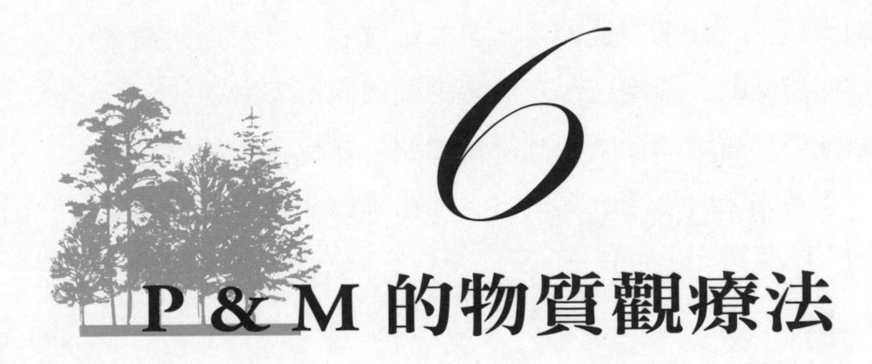

6 P & M 的物質觀療法

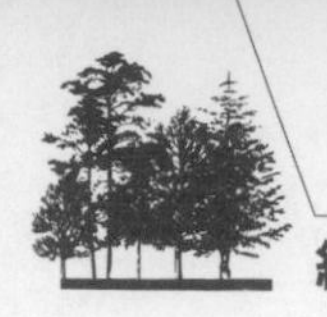
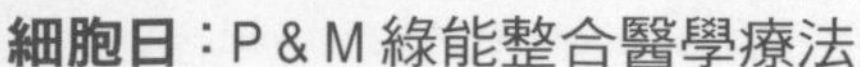

P & M 的物質觀療法

十八世紀末，人類步入工業革命，科技更是日新月異，古代認為看不見、摸不著的「邪魔」所引起的瘟疫，在科技的顯微鏡下一一顯現真面目，原來，這些威脅人類生命、令人不寒而慄的「瘟疫」，是透過細菌與病毒等微生物傳染。當瘟疫得到有效的預防、控制及治療，挽救了人類無數的生命，不僅完全合乎「眼見為實」的科學物質觀，也成就了當今的主流西醫學。

近兩三百年來，人類的科技文明大幅進步，醫學領域更是一日千里，對於人體的研究相當深入與透徹；不論解剖學、生物化學、生物物理學、微生物學、病理學、遺傳基因學……等各個領域，皆為人類的養生保健、疾病預防與治療提供絕佳的幫助。

然而，講求物質觀的主流西醫學，認為「看不見、摸不著」的能量與訊息觀的古中醫學及另類醫學，缺乏「眼見為實」的科學根據，是「不科學」的醫學而不予採信或藐視，造成許多慢性病症需要「終身服藥的控制治療」的「尷尬醫學」。

如今，我們所提倡「P & M 綠能整合醫學療法」，包含物質觀的主流西醫學，與能量與訊息觀的中醫及另類醫學。物質觀療法之中，以主流西醫的營養學為主，採用多種維生素及微量元素的抗氧化作用。同時，並改良各療法的「質與量」。

維生素的抗氧化綠能作用

二十世紀初期，西方醫學對人類健康的最大貢獻之一，就是發現了「營養學」。數千年來，從各種歷史文獻可以輕易瞭解，世界各民族普遍欠缺營養概念，例如昔日航海船員很容易罹患壞血病，牙齦、皮膚及體內經常出血不止，許多人甚至因此無辜喪生。後來，才知道壞血病是缺乏維生素 C 所致，只要多吃蔬菜、水果就可以好轉。

時至今日，世界各國的經濟發達，除非極度落後的地區，營養不足的問題幾乎很少發生。相反的是，人們過度追求精美飲食，導致營養失衡的問題浮現，尤其是鋅、鎂、鈣、鉀……等微量元素，以及天然維生素 B 群等，缺乏的情形相當普遍。

經由生物科技發現，微量元素及維生素是人體細胞活力的能源，也是體能（能量）的主要原料之一，更是器官細胞新陳代謝功能的必要元素。臨床營養學已經證實，微量元素及維生素的缺乏，與許多長期慢性病如脂肪肝、肝硬化、高血脂、高血壓、糖尿病、腎臟病，以及精神情緒病症等，彼此之間具有相當密切的關係。

「P & M 綠能整合醫學」的物質療法，採用多種維生素如維生素 B 群中的B-Complex、B_1、B_2、B_5、B_6、B_{12} 及維生素 C 等，達到抗氧化的綠能作用。維生素是維持人體生命和健康不可或缺的元素，卻無法在人體內自行合成，或合成的量非常稀少，而不足以滿足人體的需要，必須經由食物或營養保建品來供給。

1. 維生素 B 群：經由動物實驗發現，缺乏維生素 B 群和維生素 E，會引起肝小葉的中央區發生脂肪病變，甚至壞死。若及時補充富含維生素 B 群的酵母及維生素 E，即能夠防治肝細胞脂肪病變、抗脂肪過氧化，以及抑制肝細胞壞死和肝細胞纖維化的發生。

2. 維生素 E：其中的生育酚，是最廣為人知的同分異構物，擁有強大的抗氧化力，可以預防脂肪過氧化，是所有細胞膜中最主要的脂溶性抗氧化劑，更是自由基連鎖反應的主要終結者，同時可以預防硒不足的症狀。維生素 E 若與脂肪過氧基（Lipid Peroxyl）以及烷氧基（Alkoxyl Radicals）反應，可以有效預防細胞膜的脂質過氧化。除此之外，維生素 E 對不飽和脂肪酸具有抗氧化作用，可以阻止血液中的脂肪酸與低密度脂蛋白及膽固醇結合，從而防治動脈粥樣硬化，減少心臟病的發作。

3. 胡蘿蔔素：β 胡蘿蔔素是一種非常有效的生物抗氧化劑，也是遏止單線態氧最有效率的營養素，還可以抑黃嘌呤氧化酶系統誘發的脂質過氧化，並以此誘捕自由基。胡蘿蔔素具有抗氧化和清除人體內氧化自由基的作用，可以預防脂肪肝患者併發心臟病、腦中風及肝纖維化。

4. 維生素 C：維生素 C 是水溶性維生素，在含水的環境中功效更大；它也是再生還原型的抗氧化劑，維生素 C 的主要功能之一，即循環再利用氧化型的維生素 E，因此，對於遏止自由基與單線態氧，維生素 C 與維生素 E 二者之間具有協同作用。維生素 C 能有效預防血漿脂質過氧化，以及各種過氧化脂肪直接反應，對於維生素E與硒的抗氧化作用有儉省的功效。在過度金屬離子鐵（Fe^{++}）與銅（Cu^{++}）存在的情況下，維生素 C 能夠將 Fe^{+++} 還原為 Fe^{++}，而 Fe^{+++} 狀態可以很強力的誘發自由基。維生素 C 在促進脂質過氧化反應中，產生活性氧自由的輔因數，而成為催氧化劑。因為抗壞血酸能夠誘發 DNA 的氧化變性，產生誘發脂肪過氧化的催氧化作用，引起抗壞血酸對人體有對等作用（Dichotomous Action），還可以降低血膽固醇濃度，因而可以防治脂肪肝、動脈粥樣硬化的發生。

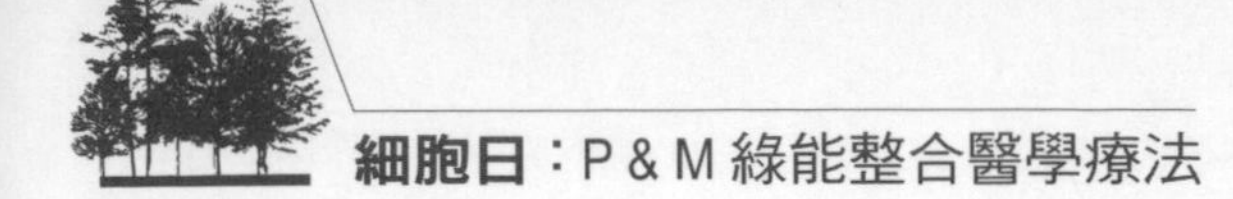

微量元素的抗氧化綠能作用

生物系統中，相對數量較多的微量元素有鈉（Na^+）、鉀（K^+）、鎂（Mg^{++}）、鈣（Ca^{++}）以及鋅（Zn^{++}），其中 Na^+ 與 K^+ 大多以自由離子的形式存在，而 Mg^{++}、Ca^{++} 與 Zn_{++} 主要是鍵結形式。Na^+ 與 Ca^{++} 是細胞膜外重要的礦物質，而 K^+、Mg^{++} 與 Zn^{++} 則主要在細胞膜內。

鋅的抗氧化作用與功能

在人體內，鋅元素承擔著重要的生理功能，是人體不可缺少的微量元素，對於兒童的生長發育起著重要的促進作用，一般成人每天需要 13~15 毫克的鋅。

鋅的生理功能包括促進蛋白質、糖類、脂類、核酸的代謝，維持細胞膜結構的完整性，促進機體的生長、發育和組織再生，保護皮膚和骨骼的正常功能，促進智力發育，改善味覺的敏感性。鋅是 DNA 聚合酶的必需組成部分，缺少鋅會引起蛋白質合成障礙，可能導致侏儒症、損傷組織癒合困難，孕婦腹中的胎兒發育也會受影響。

鋅是唾液蛋白質構成的元素，缺鋅會導致味覺遲鈍，食欲減退。鋅可以促進性器官發育，保持正常的性功能，缺鋅將導致性成熟遲緩、性器官發育不全、性功能低下、精子減少與月經不正常的症狀。鋅具有保護皮膚健康的功能，缺鋅時會引起皮膚粗糙、乾燥、上皮角化和食道角化，同時傷口癒合緩慢而易受感染。鋅可以維護免疫功能，缺鋅將使免疫細胞減少、胸腺活力降低。由於鋅在抗氧化過程中，引起生化酶的作用，缺鋅將導致細胞表面發生受體變化。此外，鋅有助於清除體內膽固醇，防止動脈粥樣硬化症。

鎂的抗凝血作用與功能

鎂是維特機體正常所必需的礦物質之一，也是許多生化代謝過程中不可或缺的元素，其中最重要的是參與人體內能量代謝過程中，二磷酸腺苷與三磷酸腺苷之間，一系列磷酸化和脫磷酸的逆轉反應，從而維護中樞神經系統的結構和功能，抑制神經、肌肉傳導的興奮，增加冠狀動脈的彈力，促進心肌的正常收縮，調節酶的活力與反應，以及保存組織細胞內的鉀離子等。

當鎂元素缺乏時，容易產生情緒不安，易激動、手足搐搦、反射亢進。美國的一項研究報告證明，多數偏頭痛患者腦部的鎂元素濃度低於正常，而專家調查痛經患者也發現，45%的患者體內的鎂元素都在平均值以下，每日攝取 200 毫克鎂就可使痛經緩解。在小兒科急診中，常常有嬰兒因驚厥，引發全身陣發性痙攣、意識喪失、兩眼上翻，一天發作多次而就診，檢查發現體內鎂含量明顯下降，可用硫酸鎂治療。

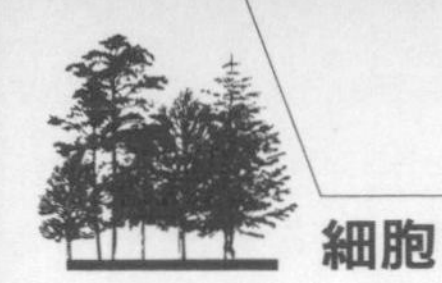

近年來，鎂和心血管疾病的關係引起了醫學界的廣泛注意。1973 年，根據 11 個國家的報告，飲水硬度和心血管疾病的死亡率呈負相關，即飲水硬度越高，心血管疾病的死亡率越低，水的硬度主要就是受鈣、鎂兩種元素的影響。因為鈣與鎂含量高，可以阻止心血管組織吸收有害因素如鉛、鎘等元素，從而達到保護心血管的作用。硬水對心血管疾病的助益，鎂又比鈣更為重要，水中鎂含量之最佳比例為 1：4，而鈣的含量比則沒有這樣顯著。因此，飲用軟水，冠心病死亡率大幅提高，飲用硬水則死亡率低。

1978 年，專家證明，鎂缺乏是心臟病發作的主要原因，當心臟病發作時，血液中鎂的濃度最低，隨著症狀的消失，鎂的濃度也恢復正常。臨床上，利用硫酸鎂、尼克酸鎂，治療洋地黃中毒性心律不整、心肌缺血性的心動過速和冠狀動脈栓塞的急性發作，療效十分顯著，原因在於鎂具有抗栓塞、促進纖維蛋白溶解和抗凝血的作用。動物實驗證明，攝入足夠的鎂，可使血液的膽固醇下降，並改變血脂成分的比例，這也可能是鎂治療心血管疾病的有效因素之一。

鎂廣泛地分佈於植物中的綠色蔬菜、大豆及其製品、玉米、水果等中，還有禽畜肌肉和內臟中含鎂較為豐富，但精製米麵、白糖中含鎂量極低。

鉀的作用與功能

在正常人體內，總鉀量平均為 120g，幾乎集中在細胞膜內，僅約 2% 存在於細胞膜外液。鉀為細胞膜內的主要陽離子，鉀透過與細胞膜外的氫離子交換，參與酸鹼平衡的調節，是維持細胞內滲透壓的重要成分。當人體內缺鉀時，細胞膜內的鉀離子外移，而細胞膜外的氫、鈉離子內移，結果導致細胞內的酸中毒；當血鉀過高時，鉀與氫離子的作用則相反。

鉀，是人體生長和發育所必需的元素，可以維持神經肌肉的反應力和正常功能，並維持細胞與體液間水分的平衡，使體內保持適當的酸鹼度，並促進酶的功能活力。鉀與糖、蛋白質的合成，以及二磷酸腺苷轉化為三磷腺苷的能量代謝，具有密切關聯性。鉀也參與神經脈衝傳導和神經末梢傳遞素——乙醯膽鹼的合成。

鉀，可以促進被破壞的組織細胞的蛋白質修復，並通過腎臟清除潛在的有害廢物。當細胞膜內的鉀缺乏時，將直接影響其正常代謝功能，長期缺鉀則將引起細胞的病變與萎縮。鉀，還能對抗血管硬化所引起的高血壓，臨床的應用證明，低鈉高鉀的食品，具有治療和預防高血壓的作用。鉀，可以營養心臟肌肉組織，並協同鈣和鎂維持心臟的正常功能，鉀缺乏時，心肌的興奮性增高;鉀過多時，則抑制心肌的自律性、傳導性和興奮性。因此，鉀濃度變化也影響洋地

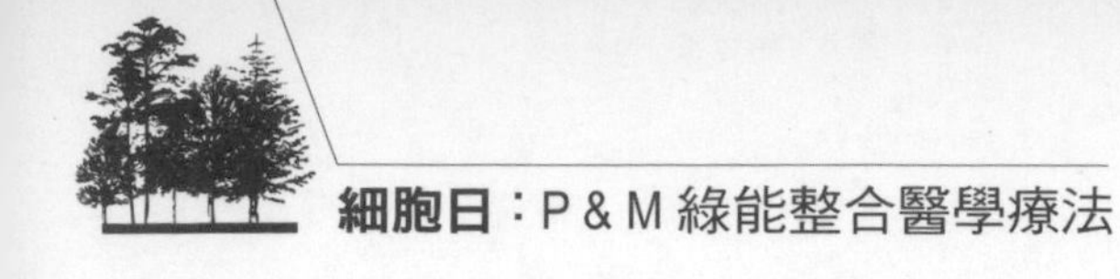

黃對心臟的作用。

倘若採取斷食法減肥，失去的不僅是體重，人體內的鉀含量也會下降，造成體能減弱、反應遲鈍，甚至血鉀過低而致命。當鉀攝入量不足，又長期應用排鉀的利尿劑或腎上腺皮質激素，都會引起血鉀不足。大量飲用咖啡、酒以及愛吃甜食的人容易疲勞，這也是缺少鉀所造成的。所以，這些人應該多補充鉀元素。

改良式螯合療法

何謂螯合療法

汽油可以分為「含鉛」與「無鉛」兩種，然而，鉛是一種大分子的重金屬，進入體內便難以排出，一段時間之後，慢慢損害大腦及神經細胞功能，形成「老年癡呆症」、「帕金森氏症」、肌肉神經病症，甚至許多癌症病變也可能與鉛中毒有關。

目前，基於環保的要求，世界各國已規定不能再使用有鉛汽油。但是，在數十年前，人們不知道汽油含有危害健康的鉛，因此，石油公司的大部分員工都受到鉛的污染。

當年，德國的一家石油公司，為了治療員工的「鉛中毒」問題，委託諾貝爾化學獎獲得主——德國沃諾博士（Dr. AIfred Werner）進行研究，發現以「特殊高單位的維生素、微量元素及氨基酸配方」，可以把大分子的鉛粉碎成小分子而排出體外。這種作用類似鉗子，可以把重金屬鉛夾得粉碎，因此取螃蟹的「螯」或「鉗子」之意來命名，即拉丁文「Chlate」一詞，其作用機轉就稱為「螯合作用（Chelation）」或「鉗合作用」。

在首創的「螯合」（Chelation）理論之下，其所使用的有效治療方法就稱為「螯合療法」（Chelation Therapy）或「鉗合療法」。既然重金屬的鉛，可以經由螯合作用粉碎、排出體外，科學界與醫學界便進一步研究，發現其他因為工業廢水污染、噴灑殺蟲劑或農藥，而進入人體的重金屬，如汞、鎘、銀及砷等，也能以螯合作用予以清除、排出體外，以防治所誘發的慢性病或癌症。

近幾年來，歐美的醫學專家深入研究發現，鉗合療法還能清除血管內的血栓、血管壁粥樣病變，以及心血管阻塞，防治可能引起高血壓、中風與心肌梗塞等病症，甚至可以避免二度中風、代替冠狀動脈的「搭橋」手術或「心血管支架」手術（此種手術，因為李前總統延請日本醫學教授前來執行而聲名大噪）。

在動脈粥樣硬化與螯合療法的臨床研究中，顯示治療後病患的血液循環系統有顯著改善，透過皮膚色澤變好、腳動脈的脈搏順暢、恢復行走能力、心痛頻率減少、大腦功能增強、肌肉協調能力提升等現象，可證明螯合療法有助於冠狀動脈循環，患者可能不再需要使用硝化甘油或類似的「救心」藥物。同時，發現大部分的冠狀動脈疾病，若給予適當的螯合療法，就可能不需要進行心臟繞道手術或心血管支架手術。

不僅如此，螯合療法是一種治療方式，目的在於動脈粥樣硬化及相關失調症狀的臨床治療上，能夠減少鈣質沉澱，去除抑制酵素系統的重金屬，控制脂肪過氧化作用，並減少血小板的「黏稠」度。螯合療法也可用來治療重金屬中毒、血鈣過多，並控制源於毛地黃中毒的心律不整。據最近的統計，目前歐美國家每年接受「螯合療法」者已高達90萬之多，並且每年正以倍數的增加中。

何謂改良式「螯合療法」

不論動物或植物，螯合作用都是有機體內，最重要的化學作用，是植物與動物利用無機金屬的重要過程。植物的葉綠素是鎂的一種螯合物，血紅素、過氧化氫酶和過氧化酶是鐵的螯合物，其他還有許多金屬酶都可以進行螯合作用。EDTA 的生物半衰期，大約為一小時（Gooddman & Gilman, 1970），1 ~ 2% 左右留在體內 24 小時，而 48 小時之後，只有 0.5% 左右仍留在體內。至於，鈣及其他礦物質與 EDTA 分子鍵結合之後，95%經由血液透過腎臟過濾後從尿液排出，其餘 5% 通過肝臟代謝之後經由腸道排出。

雖然，「P & M 綠能整合的物質療法」採用主流醫學的物質觀治療原則，但與目前主流西醫的藥物療法有所不同，綠能整合療法所採用的物質，是人體日常所需的多種維生素及微量元素，這些在主流西醫領域中屬非醫生處方的營養藥品。

在臨床上，我們先以「臂力能量測定法」給予定性、定量，再配合能量頻率轉換儀，將「螯合療法的質與量」加以改良，降低所有劑量，以及所有可能的副作用與併發症，同時擴大療效領域。許多心腦血管病變、脂肪肝、肝臟肥大、肝臟血管瘤、膽結石、腎結石、前列腺增生或肥大等病症，及糖尿病併發症的「糖足」，採用P & M 綠能整合療法之「改良式的螯合療法」，都獲得十分理想的療效。

「螯合療法」是騙術?!

多位脂肪肝患者，經由朋友介紹，曾於臺灣花了近百萬元台幣，接受了所謂「螯合療法」的療程；經過幾個月治療，結果脂肪肝並未恢復正常或進步，直呼上當，認為「螯合療法」是一種騙術。我們暫且先不對此作任何評論，先來檢視一位「大林」女士的脂肪肝及肝肥大案例。她是從事貿易的成功女企業家，心寬體胖，擁有脂肪肝的資歷多年，一直服用各種降血脂、清血脂等藥物及多種保健品，如卵磷脂、深海魚鮫油、葡萄籽……等等；也曾經在友人介紹之下，接受過自然療法、斷食療法、螯合療法……等等調整，結果脂肪肝仍不離不棄一直伴著她。

因為她的分公司在上海，一天她的客戶談及「綠能訊息整合療法」的神奇效果，她抱持著相當質疑的態度，卻敵不過好奇心的驅使，她仍然前來醫療中心檢查與治療，結果如下：

林×珠小姐，經由十天治療後，在彩超檢測下，進行治療前後對比：

治療前 **治療後**

1）肝肥大 ——→ 正常

163 mm × 80 mm × 67 mm ——→ 140 mm × 70 mm × 62 mm

脂肪肝 ——→ 脂肪浸潤

2）頸總動脈流速、流量（十次治療前後對比）：

① 峰值流速：

治療前 右	治療前 左		治療後 右	治療後 左
47.6 cm/s	58.0 cm/s	——→	67.3 cm/s	69.1 cm/s

② 血流量 FVO：

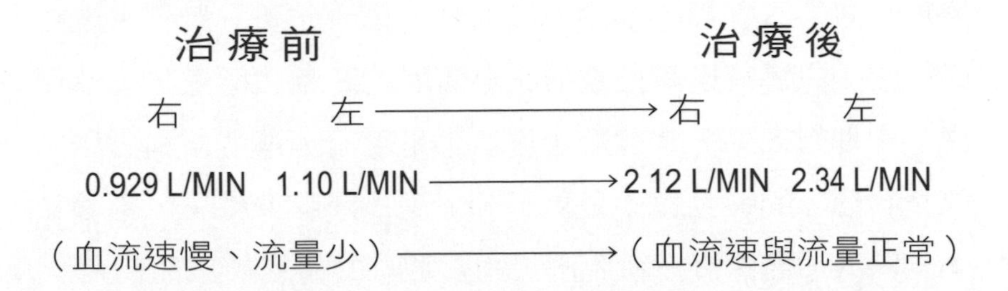

當她看了以上的超音波報告後，才說出整個接觸 P & M 綠能整合醫學療法的心路歷程。林女士是懷著質疑的心態而來，但是為了身體健康寧可「再當一次傻子」，不料，結果卻令她感到相當驚訝與滿意。她滿心疑惑的說，以前她所接觸的多種「另類療法」、「另類能量醫學」的醫生們，大都介紹各種清血脂、降膽固醇、保肝等口服藥品及保健品，她目前每天需要服用七、八種。為什麼「P & M 綠能整合醫學療法」，一顆藥或保健品也不需要服用，而且竟然於幾天之內能夠達到以上報告的「神奇」效果呢？

首先反問「大林」，除了不必服用任何藥品外，其他還有什麼不同的地方？想了一會兒她回答說：「以前所接觸的另類療法，沒有採用綠色光譜（肝主木、主綠）、針灸、波動磁能場、能量訊息轉換等等儀器的治療。」

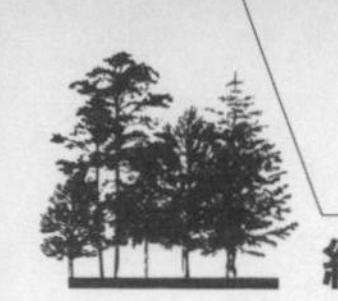

這就對了！單純採用螯合療法或降血脂等保健品，都是屬於一般物質層面的治療方法而已，欠缺光譜、針灸、波動磁能場、訊息轉換等能量與訊息層面的調整與治療，當然顯現不出理想效果。其實螯合療法不是騙術，那些自稱「另類能量醫學」的醫生也不是騙子，只是「學藝未精」，經驗又不夠深入，仍然沒有跳脫出「物質觀」的醫學領域而已。

7

P & M 的能量觀療法

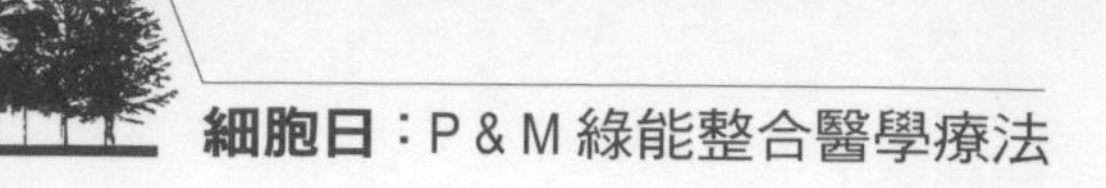

P & M 的能量觀療法

主流西方醫學的營養學專家所強調的，多半是人體物質方面的營養素如蛋白質、葡萄糖、脂肪，以及各種維生素、微量元素等。直到二十世紀中期，才逐漸重視看不見、摸不著的「能量」醫學。

根據記載，人類早在數千年前，就已經具備了能量的概念。印度、西藏的古老宗教，與南美洲叢林中傳說的巫醫、巫術，都記載著人體的外圍存在一圈「氣與光」。人體內的動能狀態，影響人體周圍的氣與光的波動頻率；人體外圍的氣與光的波動，也會影響人體內的生理動能狀態。傳統中醫更進一步完整地描述了「氣（能量）」的運行路線——經絡，最讓人佩服的是，古代中國人發明瞭「針灸」，利用一根細小的針，調整「氣」的波動與運行路線——經絡的傳導方向，這是數千年來，人類史及醫學史上的偉大成就。

這種「凡是物質都具有能量」的概念，並非古代中國醫學所獨具，，多數古老民族例如印度、非洲、南美洲及中東等地區，都曾記載這種概念，只是多數民族由帶有神祕色彩的巫醫或巫師為之，而中醫卻有系統的深入記載成為一門學問。

談論能量觀的醫學之前，我們先要確定人體內的結構，是否真的存在能量，人體是否為一個能量體？

宇宙間，生物的生命活動現象，處處皆證明，生物生存在宇宙能量場之中，同時生物也依賴能量作用而存活。甚至，無生命的非生物體，如礦石、聲、光、電、磁場……等，也都是能量體。正如冷血的蛇、蜥蜴、烏龜、鱷魚……等爬蟲類動物，每當早晨太陽出來時，牠們會伏趴在地上吸收自然的太陽光能量，直到吸取足夠的陽光能量，才開始「活蹦亂跳」展現生命活力的一天。此外，植物則是經由根部吸取土壤中的各種養分，輸送到整棵植物的葉子，再經由陽光能量的「光合作用」產生葉綠素。

草食動物如牛、羊、馬……等，一輩子只吃青草，甚至冬季僅能吃些乾枯的草，但是，牛為什麼能夠長的那麼壯，具有兇猛的衝擊力？馬及羚羊又為什麼跑的那麼快，具有強勁的衝刺力，這些強大的動力來自何處？根據營養分析，這些青草或乾草僅含少量的蛋白質、油脂、糖、維生素或微量元素，單單依靠草中這些物質層面的營養成分，應當產生不了這麼強大的動力。

國際知名的醫生及動物學家認為，牛、羊、馬等草食動物，一方面吸收草的各種物質層面的營養成分，一方面還攝取草的能量，而儲存於青草或乾草之中的能量，即來自自然界

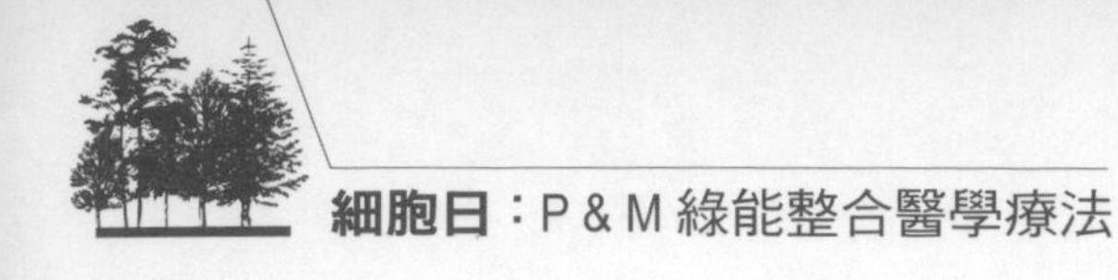

的氣候、溫度、磁場，以及陽光「光合作用」所產生的能量。

由此可見，宇宙的能量無所不在。數千年來，各民族的歷史記載與醫學典籍之中，更一直強調人體外在大宇宙環境的變動與變遷，對人體內在小宇宙的身、心、靈健康，存在著密切的影響力。

人體內的能量，除了需要食物層面的蛋白質、脂肪、碳水化合物、維生素、微量元素等營養，以及氧氣（O_2）和水，還需要陽光、聲波、生物磁能場......等等，來自宇宙的生物能量與訊息。人體內的生物波動能量，受到宇宙間的自然能量影響，例如：色光的光譜頻率、聲音的音波頻率、生物磁能場的波動頻率……等等；當人體內生物波動能量場，長期受到不合適的色光、聲音、生物磁能場、電場等宇宙能量場的幹擾，將造成人體內的生物節奏混亂或異常，引發器官細胞的功能下降或長期病變。

「解鈴人還須繫鈴人」，因此，我們採用光譜的能量、直流電的振動能、生物磁能場的波動能，同時應用針灸經絡的「共振導引」作用，調整人體內混亂或異常的生物波動能量場，使人體內器官細胞的各種功能得以恢復，增加人體紅血球的帶氧量與器官細胞的供氧量，並促進器官細胞釋放、排除多餘的 CO_2 與廢物——自由基。當人體器官細胞生存於綠能的理想環境中，自然可以增加其能量與活力，激發人體的「自癒」潛能，逆轉長期慢性的病變，使得人體器官細胞的恢復正常代謝功能。

生物光譜療法（Bio-Light therapy）——古往今來的醫學

Dr. Zurich 在生物能量訊息領域，應用生物物理學的方法，將來自植物、珍奇礦石、金屬、礦物、微量元素到惰性氣體、發酵物質等能量訊息載體，進行多年的研究之後發現：「當媒介物質載體調整到具有攜帶合適的能量訊息狀態後，便能搭起通向人體內能量訊息的共振作用，促進人體器官細胞的自癒能力」。Dr. Zurich 認為，生物能量訊息是色彩光波和其他媒介物質的整合載體，並研發了恢復生物能量訊息的色彩光譜儀，以結合特殊的生物訊息與偏振光波，形成精細且協調的振動波，帶動人體內器官細胞的能量訊息的協和共振。在這過程當中，生物能量訊息擔任色彩光波與人體的器官細胞之間相互作用的媒介載體，提供人體內器官細胞所能接納並加以回應的生物能量訊息。

「五色對應五臟」千年未解之謎？

數千年之前，人類就已瞭解色光具有療效的作用。在古埃及、印度和中國的古醫學典籍之中，便記載了採用不同顏色的光波能治療不同的疾病，可惜，後人未予以重視，導致千年來幾乎失傳。

近年來，歐美醫學界的專家與學者發現，不同的色彩光譜具有各別的特殊功效，於是進一步分析不同顏色的光譜頻率，並依據印度「七輪能量中心」的理論與原則，用於增強人體內七輪能量中心的能量。根據我們研究發現，印度被英國長期統治，許多典籍被翻譯為英文，以致西方對於東方醫學的認識多半來自印度，對於中國醫學《黃帝內經》的「五色對應五臟」一知半解，因此，來自歐美的「光譜療法」未採納黃帝內經「五色對應五臟」的理論與原則。

1903 年，丹麥 Dr.Niels Ryberg Finsen 教授利用「陽光」（白光）治療皮膚結核而獲得諾貝爾獎，光譜療法（Light Therapy）便開始運用於疾病輔助治療。國際上，越來越多的醫生發現色彩光譜的療效，因此，在醫學上的運用也已逐漸普遍。

依據臨床治療經驗發現，印度「七輪能量中心」的能量補充確實能增強身體的能量，可是對於病變或病症的治療，效果卻不合乎理想。經由十多年臨床經驗的謹慎觀察，我們發現採用中醫「五色對應五臟」的光譜能量療法，遠比印度的「七輪能量中心」更具療效。因為，不同顏色的光譜各具不同的波長頻率與能量，可以對應各不相同的器官細胞，如果再配合「P & M 綠能整合醫學療法」的物質、能量及訊息療法，則療效更加理想。

事實上，生物光譜可以激發病變器官細胞的「自癒作用」，在臨床醫學之中，光譜療法在藥物或手術療法之外的領域中，逐漸佔有一席之地，為預防保健醫學另闢一片新天地。

中國醫學的理論基礎與治療的最高境界，在於人體內陰陽五行的平衡，用現代的話語來說：人體內的器官細胞與系統組織的正常功能，在於器官細胞彼此之間正負離子的酸鹼「平衡」。當彼此之間存在「過」與「不及」的不平衡，將導致人體器官細胞功能衰弱、免疫力下降，並因此容易受到細菌或病毒的侵害引起病症與病變；一旦達到平衡，就能維持人體器官細胞功能正常與健康狀態。

早在四千多年前，中國的古醫學寶典《黃帝內經》就已記載「五色對應五臟」：「肝主木主綠、心主火主赤、腎主水主黑、肺主金主白、脾胃主土主黃」，表明人體五大器官系統的「五行」分類及特性：肝屬木、綠色，心屬火、紅色，腎屬水、黑色，肺屬金、白色，脾胃屬土、黃色。

但數千年以來，中醫學界只當它是一種憑空的論述而已，始終認為「無科學根據」而加以排斥與忽視，從未應用於疾病的臨床治療上，頂多認為不同顏色的食物等物質，對於個別器官細胞有所助益，例如紅色食物對心血管有所助益。

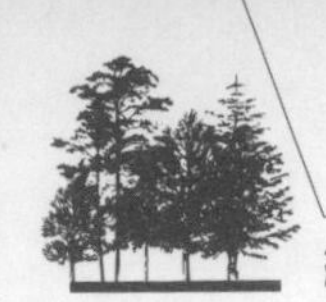

礙於這樣的偏見，中醫學界未曾從以《黃帝內經》所記載的「心主紅」來考量，是否採用紅色光的光譜能量與頻率激發心血管細胞的自癒作用。從事西醫的我也一樣，直到50 多歲開始接觸中醫之後，才發現古中醫寶典的記載，非常合乎人體的生理現象與物理化學的平衡的科學原理。

當今，科學界花費了龐大的人力、物力，經過觀察、統計、研究之後所得到的結論，竟然與古聖先賢幾千年前的記載幾乎雷同，例如丹麥 Dr. Niels Ryberg Finsen博士，運用自然陽光（白光）治療皮膚結核，正符合了「肺主皮毛，主白」的記載。

至於，綠、紅、黃、黑、白等「不同色光具有不同頻率的能量」，是否真的助益於各對應器官細胞的活力與功能呢？其實，早在十多年前，我們在「P & M 綠能整合門診中心」的臨床經驗之中，借由「臂力能量測定法」驗證了光能與器官細胞之間具有密切的關係，不同色光的光能，可以增強人體各別相對應器官細胞的功能作用：綠色光→肝臟代謝功能；紅色光→心臟與血液循環系統；白色光（偏光）→肺部、皮膚與呼吸系統；黃色光→胃、脾與胰臟等消化系統；紫色光→腎、腦部。

綠色光能與肝細胞功能

十多年的「綠能整合醫學」臨床經驗中，我們發現綠色光譜頻率的能量，對於肝細胞的活力與功能，具有無比的激發作用。曾於治療脂肪肝、酒精肝、肝功能不正常……等肝細胞病變的過程中，採用綠色光照射於人體右上腹肝臟部位的皮膚上，結果產生神奇的輔助治療效果。

曾有位常年酗酒的蘇州台商邱先生，一次肝功能檢查時，發現肝功能異常、肝損傷（如表）。經由綠色光譜的能量整合療法治療十次之後，肝功能就恢復了正常。

以下對比治療前後的檢查報告（2006. 6. 17）：

	治療前		治療後
穀丙轉氨酶	（263.4 U/L）	——→	（60.6 U/L）
穀草轉氨酶	（227.3 U/L）	——→	（42.3 U/L）
r 穀氨醯轉肽	（407.8 U/L）	——→	（53.9 U/L）

此外，還有一位電子業的林董，突發急性嚴重 B 型肝炎，SGOT 及 SGPT 指數高達 1400 以上（正常值為 4 0 以下），住院治療半個月後，肝功能指數下降為SGOT（417.0）及SGPT（699.0）。當他來我們醫療中心，採用綠色光譜療法及其他能量整合療法（沒有使用任何激素）治療五天之後，肝功能指數

大幅度下降為 SGOT（53.0）及 SGPT（166.0），十次治療後更加進步為 SGOT（39.0）及SGPT（69.0）。經由休息調養一個半月，再次接受五天治療之後，所有肝功能指數完全達到正常，B 型肝炎「陽性」帶原也變成「陰性」。三個月後進行追蹤檢查，肝功能指數仍然維持正常，如果林董採用一般治療，勢必需要漫長的恢復期。

肝臟的主要功能之一，即生產各種酵素、氨基酸，以分解所吸收的營養物質，作為人體生存、生長、發育等新陳代謝之所需，就好像樹木必須吸收營養，才能枝繁葉茂一樣，而肝硬化以後的顏色與堅硬度也與木頭相似，完全符合肝主木的論點；奇妙的是，肝臟所分泌出來的膽汁為草綠色，似乎也呼應了肝主綠的說法，，以上種種現象與特徵，印證了「肝屬木，喜綠色」之記載是有所本的。

數千年前的《黃帝內經》，為何就有「肝主木，主綠」的記載呢？雖然已無從考證，卻也令人驚訝於古代聖賢的智慧之高，非我們所能想像與比擬的！

紅色光能與心血管之關係

傳統中醫所說的「心」，包括肉體的心臟與精神上的心靈（情緒與心智活動）。人們常說做事時「費了很多心血」，或是年輕人「熱血沸騰」等等，顯示心臟與血液有一定關係。心臟主要功能是利用心肌的收縮壓力，將呈現紅色的血液送往身體各處，如果有機會看到心臟手術或解剖，就可以發現心臟是人體最紅，也是血容量最多的器官。人體的體溫來自「火熱」的血液，通常形容一個人喜歡幫助別人的個性時，往往會說「熱心助人」，可見中醫所說「心屬火，喜紅色」也是有其道理。

我們在臨床門診之中，採用紅色光譜作為治療「心血管病變」的輔助治療，也得到不可思議的效果。

一位在台灣工作的外國朋友，近三年來出現心律不整、心悸的症狀，經由檢查發現是「二尖瓣嚴重閉鎖不全」，醫生建議開刀治療。由於，兒子還很年幼他非常擔心手術失敗，這些問題又給他帶來許多困擾，陷入嚴重失眠的狀態，精神因而憂鬱，人一天天消瘦。因為，他曾出版好幾本暢銷書，恰好跟我們同一出版社，經由社長介紹，他接受了「P & M 綠能整合醫學療法」。

經由「紅色光波」的整合療法，治療 5 五天之後，心律不整及心悸的症狀消失，瓣膜閉鎖不全現象減輕，睡眠恢復正常，整個生活與生命又重現活力及光彩。後來他才說，二十多年前在美國，曾主修過中國醫學，卻萬萬沒有想到，中醫還可以這樣科技化及現代化的運用。

我們接觸了多位曾做過心血管支架的病人，由於冠狀動

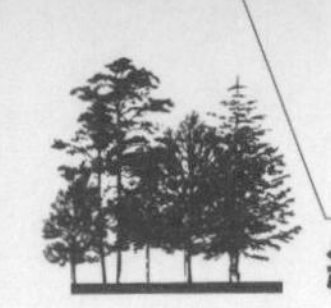

脈再度阻塞，原本需要再次進行支架手術的，然而，利用「紅色光波」配合「P & M 綠能整合療法」，經過五天的治療與調整之後，幾乎所有病人再追蹤檢查時，發現阻塞部位已經暢通無阻，不需要再做支架手術。

白色光能與呼吸系統及皮毛之關係數千年前，中醫典籍就提到「肺屬金，喜白」，而且「肺主皮毛」。原來，在科技不發達的年代，中醫早就知道在負責呼吸作用的肺部之外，人體的皮膚及毛細孔也能夠「呼吸」。如果實際觀察煮熟的豬肺，可以發現大量的白色泡沫；人的聲帶也在呼吸道上，可以發出響亮的聲音，有如敲打金屬發出聲音一般，所以「肺主皮毛，主白，主金」也是有所本。

臨床上，我們發現白色（偏光）的光譜，對於呼吸系統及皮膚病症具有療效。兩年前，台大醫院所開設的「皮膚科光療門診」，即採用偏光（白色光）輔助皮膚病的治療；丹麥樊霓瑞博士也是運用自然陽光（白光）治療皮膚結核，而獲得諾貝爾醫學獎。古今中外的相印證，不得不令人佩服數千年前的「賢能之醫者」。

紫色光能與腎臟、大腦細胞

腎臟是人體內最主要的「水分」代謝器官，血液中的毒素與廢物也都必須經過腎臟過濾，以尿液形式由腎臟及泌尿系統排出體外，所以說「腎屬水」。事實上，中醫的腎還包括生殖內分泌系統在內，不單純指腎臟的泌尿系統。那麼，為何說腎「喜黑色」呢？中醫認為水在五行中歸於北方，北方屬黑，因此認為腎喜黑。

各位可能認為《黃帝內經》不是記載「腎主水，主黑」嗎？現在卻是紫色光譜，可見記載有誤不足為信。但是，大家靜下心，返回數千年前的時光背景，那個時代可能還沒有紫色這顏色的分類與名稱，基本上深紫色與黑色相當接近，是屬於同一系列的色調，所以其記載並沒有誤差；何況，純黑色沒有光譜及波長頻率，所以不可能是黑色，紫色才有光譜及波長頻率。

臨床上，我們發現紫色光譜，對於腎臟泌尿系統的病變及腦部病症，都具有輔助療效的作用，這又印證了《黃帝內經》中「腎主水，主骨，主髓」的記載。（中醫典籍的「髓」即是腦）

蔽作《達賴喇嘛也失眠》及《一個不願面對的真相——憂鬱症》書中的許多案例，即採用紫色光譜療法配合V.E.M.A.T.（波動電磁能針炙療法），治癒了依賴藥物控制的頑固性、習慣性失眠症及憂鬱症。我們也曾以紫色光譜輔助，治癒多位精神分裂症病人，恢復正常人的生活起居甚至上班謀生；至今，將近十年，未曾再服任何精神病症的藥

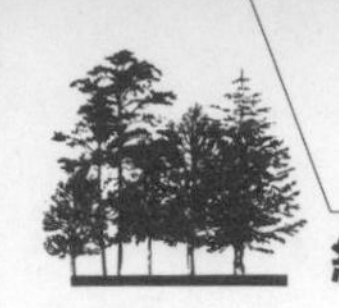

物，也未再復發過。

一年前，一位居住廣州市的精神異常病人，上大學時與同學起糾紛，此後，不斷懷疑同學要加害他，甚至控制不住這種念頭而行為怪異。因此，一直服用「精神科鎮靜劑」，整天昏沉沉不能過正常人的生活，長達九年不能停藥。我們就是以紫色光譜療法及整合 V.E.M.A.T. 來治療，十五天之後，他就不需再服藥，開始過正常的生活，同時正常上班至今。

在「P & M 綠能整合醫學療法」的案例之中，多位治療心腦血管病變的病人，同時發現腎結石，我們順便以紫色光譜及針灸治療，療程結束後，腎結石不是變小就是消失。由此可見，紫色光譜的能量確實有助於激發腎臟、大腦細胞的「自癒作用」。

黃色光能與消化系統、胰臟之關係

至於，「脾胃屬土，喜黃色」的記載，則更容易理解了。人們以之為食的五穀雜糧，需要土地的滋養才能生長，而吃進肚子裡的食物，需要經過脾胃消化、吸收養分，才能供給全身器官細胞營養之所需，就像大地滋養萬物一般；此外，消化、吸收過後的食物殘渣，排出之後依舊回歸大地。因為大地的土是黃色，一般認為脾胃屬土，喜黃色。

這些年於臨床經驗中，確實發現黃色光譜，對於腸胃疾病如胃酸過多或逆流、十二指腸潰瘍、幽門桿菌陽性，甚至胰臟病變引起的糖尿病，都具有輔助治療效果。我們曾經以黃色光譜配合針炙及生物波動磁能場，治癒了多位飽受長期慢性胃痛之苦的案例。經過十天的治療，即讓服用胃藥（制酸劑）數十年的病人，不須服用胃藥，胃痛也不再發作。甚至，沒吃任何藥物即消除了多年的陽性幽門桿菌，逆轉成陰性。

我們也曾以黃色光譜配合「綠能整合醫學療法」，逆轉了糖尿病併發「糖足」（下肢紫黑壞死）的病變，撿回了準備截肢的「糖足」。（如彩圖 7）

由此可知，黃色光譜能量與消化器官的病變，或糖尿病的併發症之間，有著密切關係；黃色光譜的能量能激發「自癒作用」的潛能，逆轉病變的器官細胞恢復正常功能。

根據中醫「五色對應五臟」的理論原則，「P & M 綠能整合醫學療法」直接以色彩光譜照射人體器官對應的部位，讓人體器官細胞隔著皮膚接受生物光波的刺激，結果人體發揮了神奇「自癒作用」，產生令人大呼不可思議的治療效果。以上種種，皆足以印證色彩光的光譜頻率，有助於恢復人體器官細胞的功能，這些發現與心得，可供物理學界或醫學界同道、前輩及專家參考，如果能深入研究，或許可以探索出更有益於人體健康的方法。

治療 10 次後（彩圖 7-1），彩圖見書後彩頁

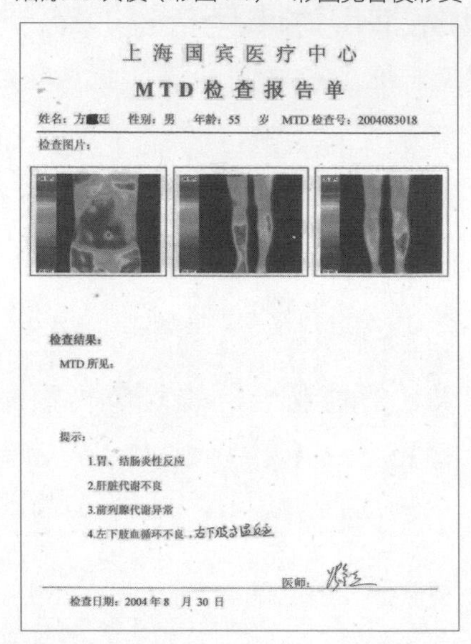

上海国宾医疗中心

MTD 检查报告单

姓名：方■廷　性别：男　年龄：55　岁　MTD 检查号：2004083018

检查图片：

检查结果：

MTD 所见：

提示：

1.胃、结肠炎性反应

2.肝脏代谢不良

3.前列腺代谢异常

4.左下肢血循环不良，右下肢高温反应

医师：

检查日期：2004 年 8　月 30 日

治療 20 次後（彩圖 7-2），彩圖見書後彩頁

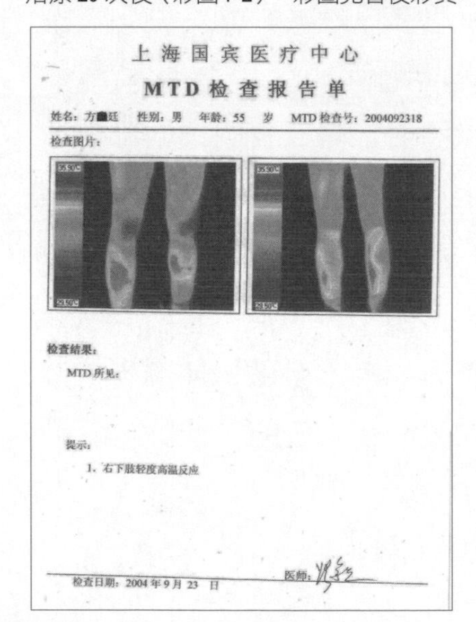

上海国宾医疗中心

MTD 检查报告单

姓名：方■廷　性别：男　年龄：55　岁　MTD 检查号：2004092318

检查图片：

检查结果：

MTD 所见：

提示：

1. 右下肢轻度高温反应

检查日期：2004 年 9 月 23　日　医师：

兩個月後（彩圖 7-3），彩圖見書後彩頁

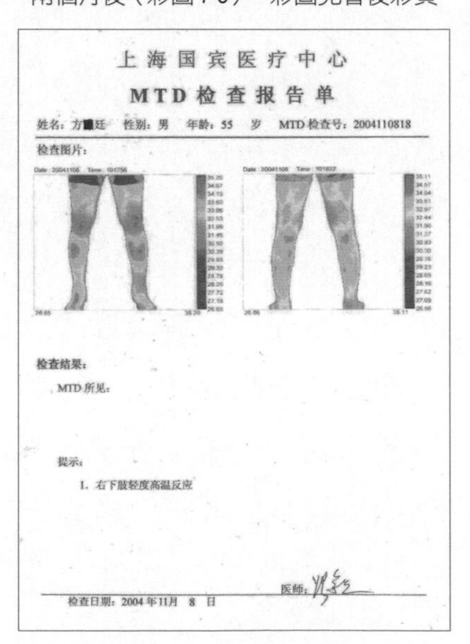

上海国宾医疗中心

MTD 检查报告单

姓名：方■廷　性别：男　年龄：55　岁　MTD 检查号：2004110818

检查图片：

检查结果：

MTD 所见：

提示：

1. 右下肢轻度高温反应

医师：

检查日期：2004 年 11月　8　日

「P&M」生物光譜儀之特色

生物光譜療法是採用色光的特殊光譜波長，對應人體器官細胞的生物波，造成彼此呼應與共振，以促進並增加器官細胞的平衡能量。病變的器官將引起人體器官組織能量場的紊亂，經由適當的色光波長頻率，使得病變的器官組織共振起來，讓器官細胞紊亂的能量場得到修正與調整，導引病變器官細胞恢復正常。

生物光譜的能量，完全根據光譜的波長頻率與功率密度而定。光的能量密度是 mW／cm^2，因此光能於皮膚表面上的作用，取決於光源強度與照射點的距離。因為我們是在皮膚表面測量光所發出的能量，所以會因光本身的密度、光與皮膚之間的距離而有所改變。一般而言，生物光譜儀距離皮膚 10 公分的情況下，它的能量（熱能）密度為 40 mW／cm^2，相當於每分鐘平均一平方公分 2.4 焦耳的能量密度。

生物光譜含可見光以與部分近紅外線光，因此會使皮膚產生溫熱效果。一般皮膚的表面溫度為 33℃～34℃，使用「P & M」生物光譜儀後，表皮溫度約上升為37℃，所以感覺相當溫和、舒適，但決不會造成皮膚及組織細胞過熱燒灼的情形。如此穿透皮膚表面的熱效應，不會導致皮膚的任何損傷，反而，有益於皮膚的疾病、傷口的癒合或疼痛的舒

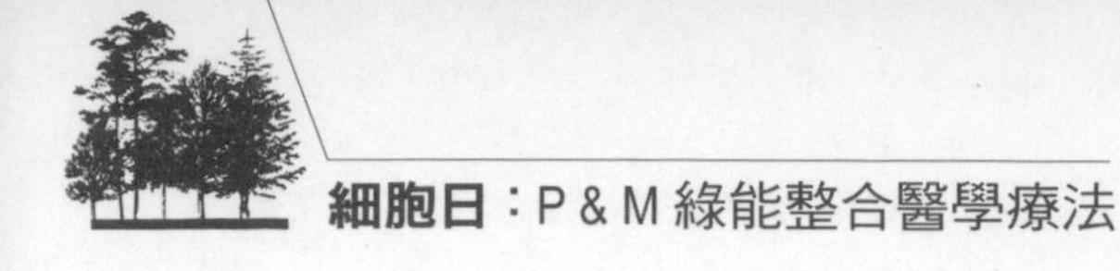

解，具有臨床上驗證的效果。

「P & M」生物光譜能量儀採用古老式玻璃鏡片，基本成分是石英砂、石灰和蘇打（碳酸鈉/碳酸氫鈉），運用高度規律化的成型技術，鏡面十分透亮清澈，保證具有最適宜於光線的折射。當添加了銅氧化物、鉻氧化物、鐵氧化物、硫氧化物和其他氧化物時，可以製造出各種不同顏色的玻璃鏡片，發出多種可見光和近紅外光的組合波長。「P & M」生物光譜能量儀具有以下的優點：

Ⅰ. 偏振光波：線型偏振光經由布魯斯特鏡（多層反射鏡系統）反射，成為偏振度高達 95% 的平行振動光波。

Ⅱ. 多色彩光波：光譜能量包括多種不同波長的色彩光譜，是一種不含紫外線、能量穩定的偏振光，波長維持在 480nm～740nm 的範圍內，都是人體細胞不可缺少，而且有益於人體器官細胞的光譜與能量。因此，可對人體內的細胞產生有效的生物刺激作用。

Ⅲ. 不同步作用：色譜光波是各自擁有不連貫、不協調的頻率。換句話說，其光波與光波之間，是不同步的。

低能量：生物光譜能量具有精確而恆定能量密度的光波頻率，其平均能量密度為一平方公分 2.4 焦耳。光波照射範圍具有恆定、平穩的低能量強度，在此能量密度之下，人體內產生了一連串細胞生物能量訊息的連鎖反應。

生物音波療法——五音之共振、共鳴

古人曾採用宇宙大地的天籟音律來治病，認為天籟音律的特性與人體內五行、五臟的屬性，彼此之間具有相互對應的關係，可以產生共振、共鳴之作用。根據上古《河書》與《洛源》的數理，又曾推論出人體的生物波動節奏，進而導引出中國音樂的五音特徵，此五音為「宮、商、角、徵、羽」。乍看之下，五音與五臟似乎是兩個截然不同的概念；事實上，二者都具有五行的共同特性，才能彼此相互產生共鳴與共振作用。

中國醫學認為人之所以產生病症，是人體內的生物波動節奏引發失調的現象。因此，經由外在音律的波動共振頻率，調控人體內生物波動節奏，促使失調的生物波動節奏恢復平衡與協調，病變或病症就會自然而然逆轉、恢復正常功能，達到「自癒作用」的效果。

音波之所以能發揮「醫療效果」，在於音波裡的「諧和波動節奏訊息」。當外在和諧波動節奏的音波與人體內在器官細胞之間，產生相互共振、共鳴時，器官細胞的「生物波動節奏」即恢復其和諧的節奏，進而激發人體器官細胞的「自癒」作用，逆轉病變、恢復健康。所以，音波能量療法即是透過音波的共振頻率，調控人體器官細胞之生物波動節奏的平衡。

黃帝內經《陰陽應像大論》中，非常詳細的記載，五音與五臟的相對應關係：「脾，在音為『宮』，在聲為『歌』；肺，在音為『商』，在聲為『哭』；肝，在音為『角』，在聲為『呼』；心，在音為『徵』，在聲為『笑』；腎，在音為『羽』，在聲為『呻』」。

Ⅰ. 宮：屬土，以宮音（Do）為主音，主化而通於脾，可以調節脾胃之功能的升降，促進全身機能穩定，具有養脾健胃、瀉胃火的作用。

Ⅱ. 商：屬金，以商音（Re）為主音，主收而通於肺，可以調節肺功能的宣發和肅降，促進含氧機能的吸收，具有養陰補肺、補腎利肝、瀉脾胃虛火之功效。

Ⅲ. 角：屬木，以角音（Mi）為主音，主生而通於肝，可以促進體內新陳代謝機能的上升、宣發和展放，具有養陰保肝、消怒瀉肝火的作用。

Ⅳ. 徵：屬火，以徵音（So）為主音，主長而通於心，可以促進全身血液循環，具有養心瀉心火的作用。

Ⅴ. 羽：屬水，以羽音（La）為主音，主藏而通於腎，可以促進腎功能及內分泌機能，具有補腎水、助腎陽的作用。

聲音的波動

國際著名的音波治療師詹姆斯·丹吉洛，發現音波的作用原理，在於疏通人體的經絡，認為音波傳送的途徑中，直接作用於人體的經絡穴位與其所行經的部位及器官，具有激發人體內的免疫系統、呼吸系統、血液循環系統等器官系統之效。人體內的經絡和穴位，一旦發生堵塞或半堵塞，不僅妨礙音波在體內的傳送，還會減弱人體內的生物能量。因此可見，經絡和穴位是否順暢，影響音波傳送的效能，對人體的健康影響甚大。

此外，還有一種獨特的傳遞方法，來自大自然的聲音——人類自己所發出的聲音。正如，嘴巴發出一個「啊……」的聲音，我們的耳朵也同時聽到了「啊……」聲音；其實，自己發出的聲音，不但耳朵可以直接聽到，自身的經絡和穴位也可以直接感受到音波的振動，並隨之在經絡和穴位產生相對應的共振波，繼而傳送至相對應的器官。當我們靜下心來體會時，也會感應到身體內的某部位，產生相對應的共振波動。

當人體發出特殊的聲音時，振動了氣管上的聲帶而產生音波，同時也會帶動胸腔的共振與共鳴，因而共振波動可以擴及整個腹腔與人體內各相關器官，對於經絡或穴位也將產生更強的刺激。因此，我們可經由特定發音來刺激人體穴位及疏通經絡，促使氣血暢通，從而增強人體內的生物能量訊息。當今，音波療法的專家已經逐漸開始重視，這種特殊發音的波動治療作用。

當進入藏族自治區，隨時可以看到藏胞手搖轉經筒，口唸「嗡嘛呢唄咩吽」的「六字真言」景象。六字真言是藏傳佛教中最為尊崇的咒語，密宗認為這是蓮花生大士觀世音的真實言教，故稱「六字真言」，又稱「六字大明咒」。單從字面上解釋，「嗡嘛呢唄咩吽」是一句「如意寶啊，蓮花喲！」的祝福語，僅表現讚美觀世音菩薩、祈求幸福的心情而已。

然而，藏傳佛教認為六字真言的每一個字，都是代表著觀世音菩薩的微妙本心，經典上更是教導人們要「取其聲，不取其義」，這才是修習六字真言的正確法門。六字真言的重點是「言」，只要唸出聲音，即可以消除病苦、恐懼，以及達到財富充盈、增加壽命的想望。如果懂得經絡穴位的原理，就自然更能夠瞭解，這是宇宙能量波動所引起的作用。

道家的保健養生以「吐納」為主，《雲笈七籤》卷三十二也記載：「吐氣六者，謂吹、呼、嘻、呵、噓、呬，皆出氣也……吹以去熱，呼以去風，噓以去煩，呵以下氣，嘻以散滯，呬以解極（即肝噓、肺呬、心呵、腎吹、脾呼、胰嘻）」。

華佗及道家的六字氣訣，著重在「氣」字，乃是出氣的方法，並非讀其字的音。例如「吹」氣，並不是讀出「吹」字的音，而是吹氣的動作，就像將點燃的蠟燭吹滅，其餘可以類推。

詹姆斯·丹吉洛認為，歌唱是超越一般語言層次的一種天然音波，因為歌唱時發聲區所引發的共鳴聲，對人體內在器官細胞產生強大振動。因此，那些邊唱歌邊工作的人們，歌聲使他們本來十分艱辛、乏味的工作變得輕鬆愉快，而眾人合唱時所產生的強大共鳴音波，對於經絡穴位的振動強度成倍數的增加，所以歌唱或聽音樂會有益於健康。

詹姆斯·丹吉洛更認為，將輔音和母音組合一起，並賦予一定的意義，就形成了人類的『語言』。如果應用母音與輔音的振動，聲音即可調控人們的情緒和生物波動能量，當生物波動能量經由經絡傳送至人體能量中心時，便能產生治療保健的效果。

音波治療師約翰·博利尤也認為，音樂中的 F 調（即根輪）和 C 調（即心輪）所組合的五弦音樂，是世人所公認最和諧的音樂。沉醉於 F 調與 C 調組合的完美五弦音之中，具有一種穩定與平靜感，猶如飄流於宇宙的光芒之中，身心和諧。中國聖人之一的老子，把這種音樂組合稱為『宇宙的陰陽和諧之音』。

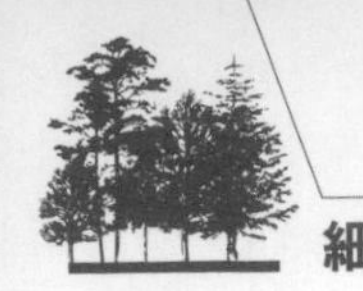

※「根輪」和「心輪」是印度的密宗瑜伽的兩個經穴，根輪相當於中醫的腎經（包括腎與膀胱），而心輪則是心經。

生物磁能場療法

早在春秋時期，扁鵲就曾用磁石做枕頭，以「磁療」為秦穆公治療偏頭痛。但是，在以後很長的一段時期裡，磁石主要被當作一種內服的天然藥石；到了唐代，磁石才又逐漸由內服藥發展成為物理治療方法，唐代馮贄所著的《雲中雜記》記述：「益精者，無如磁石，以為益枕，可老而不昏，寧王宮中多用之」。

在西方，古埃及與古希臘的歷史文獻中，皆有採用磁石治療疾病的記載。西元二世紀，古希臘的蓋倫曾用磁石治腹瀉，十一世紀，阿拉伯名醫阿維森納也曾採用磁石治療肝及脾的疾病，直到十六世紀，瑞士的磁能醫學已經非常發達。

瑞士人尊稱為醫藥之父的 Paracelsus，是 Malta（馬耳他）騎士的直系後裔，從其祖父即開始採用磁石行醫治病，所以他父親傳授了一些埃及古老醫學的治療秘方。Malta（馬耳他）源自東方古老的「馬耳他文化」，以非正統的「秘方」形式，透過「家傳」與「祖傳」方式保存和傳遞。由於，Malta 曾受到古埃及法老王時代的醫藥影響，被認為是古埃及祭司的繼承者，以及埃及醫術的祕密使者。

最不可思議的是，他曾採用磁場能量放在病人的胃部和頭頂，結果啟動了太陽神經，從而治療了癲癇症，基於這種令人震驚的知識與臨床經驗的成就，受尊稱為「生物磁能學之父」。此外，Paracelsus 又因治癒了無數市民，而被當代稱為「第一科學家與醫生」。

因為，他的著作中沒有「動物實驗」，所以被那些不斷攻擊他的當代「正統醫生」，視為「胡說八道」、斥為「無稽之談」。其實，在那個時代的醫學界，這種批判並不足為奇，就算當今的醫學界也司空見慣，因為每一種新醫學的誕生，總是難以跳脫「被攻擊與批判」的宿命。例如，當今經常攻擊其他醫學的主流西醫，在十七、十八世紀，也曾遭遇過這種宿命的歷程——被當代醫生視為「邪惡的醫學」，許多神父醫師因而被火燒死。

事實上，人類與動物的磁場能量是不盡相同，正如幽門桿菌不生長於人類以外的任何動物，請問如何進行「動物實驗」呢？當年，Paracelsus 即已發現負極磁能場促進人體自癒作用的祕訣，全力倡導「不用藥物治病」而得罪了當代的醫藥界，前後曾被暗殺了 13 次，1541 年在一場正統醫學界所發動的批判鬥爭之中，終究被暗殺身亡了，享年才 48 歲，可謂「天妒英才」。

Paracelsus 的成就，超越了他的時代；在醫學史上，他是

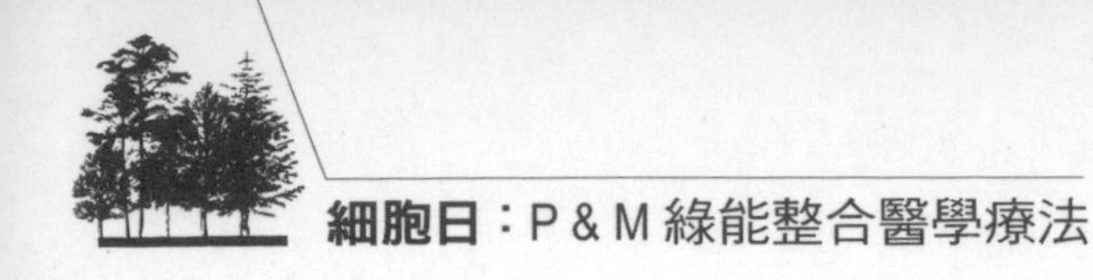

唯一以生命拯救了非正統醫學的傳承，是人類醫學的一大損失，也是醫學史上的不光彩事件！（「P & M 綠能整合醫學療法」也是倡導「不用藥物治病」，如果因此遭遇與 Paracelsus 同樣被打壓或暗殺的命運，將是我的榮幸！）

磁能醫學大放異采

隨著新的現象、新的效應、新的理論、新的應用不斷湧現，西方科學文明迅速發展，人類才又開始深入探索生物磁能醫學，並有系統的進行研究。1964～1968 年，曾在印度講學的 Davis 博士，指導醫生認識「磁能醫學」及療法，並研發出具有磁療效果或效應的儀器。1987 年，美國 Dr. Richard & Dr. Mary Broeringmeyer 夫婦首先將以磁石治病的多年臨床經驗，編撰成 *Energy Therapy* 的訓練手冊，以培訓磁能治療師。手冊之中，特別介紹正、負磁能場的不同效應，教導如何應用磁石的不同極性，並整合營養和各種的 Homeopathy 方法，以利於健康保健與疾病的診斷治療。此外，Dr. Peter Kulish 應用單極磁能場的理念，也將療法與心得集結成 *Bio-Magnetics* 一書。

德國 Horb 生物物理研究院總裁 Wolfgang Ludwig 發現，生物磁能療法是一種穿透全身的方法，可以治療人體內每個器官細胞的病變，如癌症、發炎和感染、風濕性疾病、頭痛和偏頭痛、骨折與疼痛、失眠和睡眠失調、循環問題、大環境壓力等問題，而且不會有化學的副作用。

Dr. Philpott 曾描述一個 70 歲男子，雖然經歷了心臟「支架手術」的治療，卻仍然心臟絞痛、走路緩慢、講話有氣無力，長期生活在失眠與憂鬱狀態之中，最後，他以生物磁場能量儀對著心臟部位不到 10 分鐘，心臟的疼痛竟然完全消失了。於是，他嘗試將生物磁場能量儀放置在頭頂上，失眠症狀也神奇的消除了，當晚就可以安穩入眠了；在短短一個月之內，他的健康恢復正常，講話聲音變的宏亮，走路恢復正常速度，嚴重的抑鬱症也消失了。

Dr. Philpott 採用磁能場療法時，沒有使用任何鎮靜劑、阿斯匹林或其他具有副作用的長期處方藥等外來化學物質，僅以正極磁寶置於右手掌、負極磁寶置於左手掌，讓正極磁能場所產生的磁推力，幫助靜脈血流入右心室，而負極磁能場所產生的磁拉力，則幫助動脈血從左心室的流出。

Dr. Philpott 認為，這種簡易而溫和的充電式的磁場能療法，不需任何運轉成本，即可改善一般與心臟有關的疾病，有助於消除動脈粥狀硬化。事實上，罹患心臟冠狀動脈粥狀硬化與腦動脈粥狀硬化的病人，每晚接受負靜電磁場能量儀治療，經過一星期之後，心、腦動脈血管粥狀硬化斑塊自然消失了。根據 Dr. Philpott 生物磁能場療法，還可以治療失

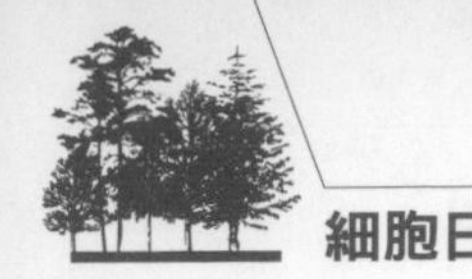

眠、慢性疼痛、情緒緊張等病症。

對於用腦過度的白領上班族而言，威脅生命的最大危機是，腦細胞組織呈現酸性化，酸性的生存環境容易促使重金屬、粥狀斑塊沉澱，導致腦中風、癡呆、記憶力衰退、神智模糊等腦功能障礙病變。這些年來，經由生物磁場能量的輔助療法，例如心腦血管綜合症、某些癌症，以及其他目前主流西醫難以治療的疾病，都已經得到非常理想的療效。

醫學專家認為，人體外在的磁能場，是一種安全又可靠的方式，可以改善人體內的酸鹼平衡，提升神經系統及身體肌腱的功能，同時具有鎮痛、安神、消腫及保健等功效。美國的耶魯大學、紐約大學、約翰霍普金斯大學等研究單位，經由多年的研究，確定磁能場療法對於靜脈潰瘍、風濕關節炎、肌腱炎及各關節創傷等具有療效。

我們的「P & M 綠能整合醫學療法」，正是來自 Dr. Richard & Dr. Mary Broeringmeyer 夫婦的負磁能場效應，並整合營養學和各種 Homeopathy 方法的心得與靈感，採取聲、光、電、磁能場之效，佐以營養學、中醫針灸與 Homeopathy 法，進行複合式的綠能醫療。

我們於臨床經驗上已經獲得證實，「P & M 綠能整合醫學療法」應用了正確的生物磁能場，對於高血壓、糖尿病、脂肪肝、肝纖維化、心腦血管疾病，以及精神情緒病症等長期慢性病患，的確具有明顯的療效，可以解除病患之難並恢復正常的生活。

波動磁能場與針灸整合療法

Dr. Peter Kulish 借重中國醫學的陰陽、五行、經絡與氣功概念，教導人們如何應用磁石與運氣，達到自我保健養生、預防疾病之效。他大力推薦將「負極磁能產品」佩戴於胸口，改善肺部氧氣的交換，幫助體內廢氣的排出，增加動脈血液中的含氧量，還可以維持淋巴液與血液鹼性化作用；此外，他還推薦白天做經絡養生操和夜晚臟腑休息的觀念。然而，在臨床效果上，配戴磁石與運氣養生只能達到醫療保健的程度而已，如果希望達到病變或病症的治療效果，則經常需要費時三～六個月以上的療程。

物理學家王唯工博士曾說：練功與看風水的人，經常強調磁場的重要性，事實上，我們的身體也受到電磁能場與大自然的磁能場影響。但是，電場不會滲透或穿過我們的身體（電流則可以），磁能場才會穿透人體。他又說：「固定的磁能場，對人體不會產生有效的作用；波動的磁能場，才會影響人體器官細胞的功能」，真正會對身體產生作用的是波動電磁能場，所有固定的磁能場對於人體影響不大，例如磁鐵、磁石或磁環，只能達到保健之效，真正影響人體健康的

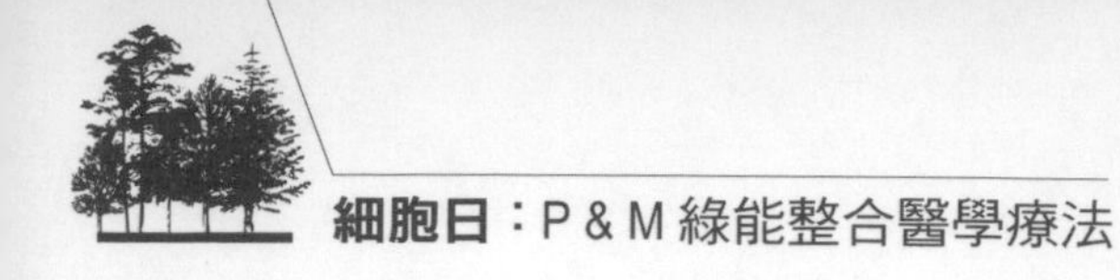

是波動的磁能場。

「固定磁能場的磁石或磁　，只有保健作用；人體器官細胞的病變，需要波動的磁能場調整與治療。」這個觀念相當重要，「P & M 綠能整合醫學療法」異於Dr. Peter Kulish之處，在於捨棄固定磁能場的磁石，選擇採用波動的磁能場。果然，臨床上的療效倍增，療程縮短至十天半個月。但是，單獨以磁能場治療憂鬱或失眠等病症，還是經常復發，總是令人難以滿意。在美國洛杉磯「法鼓山精舍」的一次禮佛禪坐時，不知是腦波出現 θ 波或 γ 波，令我心生一念：「何不把波動電磁能場與針灸的療法合併一起？」因而，突破 Dr. Peter Kulish 的「固定磁能場配合經絡」療法。

十多年來，在美國加州及中國上海的「P & M 綠能整合醫學」的臨床經驗中，同馬芳傑醫師共同首創 Vibrational Electo-Magnetic Acupuncture Therapy，即將中國傳統經絡針灸與生物波動磁能量相互整合，吾等將之簡稱為 V.E.M.A.T.。

我們採用 V.E.M.A.T. 的整合療法，只需十天即治癒了二、三十年的各類頑固性失眠症，以及「睡眠障礙」和「憂鬱症」案例，並且很少再復發；有些躁鬱症、精神分裂症等案例，恢復日常生活及規律工作的正常生活。甚至，在沒有使用任何藥物之下，經過 20 天的 V.E.M.A.T. 治療，成功治癒連眼科醫生都束手無策的「飛蚊症」，以及慢性胃炎十二指腸潰瘍、幽門桿菌陽性等病症與病變也完全消失。

針灸、經絡激發「自癒」潛能

多年以來，我們於臨床上以針灸配合西醫的治療，得到了不可思議的療效，因而激起進一步的探索，發現針灸具有激發人體天生的免疫排斥作用。

人體的免疫系統，對於任何侵入器官細胞的外來物，天生本能地產生免疫排斥作用——紅、腫、熱、痛的現象。

Ⅰ. 增加該入侵部位的血液循環，因而升高溫度呈現「熱與紅」的症狀。

Ⅱ. 具.有免疫功能的白血球及T細胞等聚集到該部位，對抗入侵的外來物，因而產生「腫」的狀況。

Ⅲ. 這些種種反應刺激了神經系統，因而產生「痛、癢、脹」的不舒服感覺。

針灸的針體，不論材質是現代的不銹鋼，或古代的金、銀、銅、鐵，甚至是石頭（石砭），對於人體來說，都是一種外來物。當紮入人體某一點（穴位），紮入部位一定會產生「免疫排斥作用」的先天反應現象，古今中外的任何人都決無例外。

中醫針灸經絡的取穴法，從古至今各家各有其心法，但

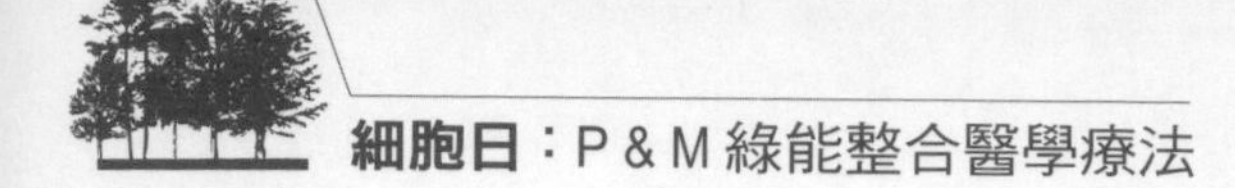

是總歸為兩大方法，一是取局部的「阿是穴」，一是經絡的穴位。事實上，這兩種穴位的作用有所差別：

Ⅰ. 局部的阿是穴：取穴時，即那裡是病痛所在，即取該部位皮膚的點紮針，不需藥物的化學作用，病痛便得以「神奇」消除，這完全歸功於人體天生免疫排斥作用。正如以上「假說」，紮針的病變部位（阿是穴），產生了人體自我免疫力的激發，促進病變部位的血液循環及輕微發炎反應的作用，因而引發自癒的潛能與作用。

Ⅱ. 經絡的穴位：根據中國醫學的病機理論，人之所以出現病症，即人體器官細胞的虛實、寒熱、陰陽、表裡等四大能量狀態，失去了平衡，所以治病原則與方法，即採用針灸經絡所產生的物理能量作用，以及藥材湯藥的「性、味、歸經」的化學能量作用，使失去平衡的器官細胞調整回歸平衡，改善人體器官細胞的生存與功能環境，引發自癒作用的療效。

臨床上，我們依據針灸經絡學理論，選擇與病變相關的經絡及穴位，經由針灸補瀉手法的物理作用，促使器官細胞的虛實、寒熱、陰陽、表裡達成平衡狀態，促使人體之器官細胞恢復正常的功能，激發「自然癒合」作用而消除病症。

然而，針灸是如何產生補瀉的調和物理作用？至今，在物理學界和醫學界仍是未解之謎。經由多年的臨床經驗印證，在當前所有針炙經絡學說之中，最合理且創新的假說與概念，首推物理學家王唯工博士提出的「經絡頻率共振」假說。

至於，針紮入經絡穴位之後，如何啟動穴位與經絡的「頻率共振」呢?在王唯工博士的著作之中，則沒有提出見解。我依據人體天生的生理反應，提出以下「假說」：針紮入穴位之後，人體在穴位及附近組織細胞，產生了「天生免疫排斥作用」，引發穴位的局部發炎反應——紅、腫、熱、痛的生物物理現象，同時產生「生物脈動頻率」的能量訊息，導致穴位經絡與器官（三者具有相同的生物頻率）的共振現象；因此，針炙於距離病變器官相當遠的穴位，卻能促使該病變器官產生「自癒作用」，以致於逆轉病變、恢復正常。

針灸經絡的手機作用——新概念

物理學家王唯工博士於其大作《氣的樂章》，提出了一種創新的假說：「人體的每一條經絡各有頻率，與相對器官的生物頻率同步」，如肝經對應肝臟、心經對應心臟……等，而每條經絡的穴位點都是激發該經絡與器官產生頻率共振的傳遞點。經絡是所有同頻率共振的穴位傳遞方向與途徑，但並沒有真正有形的線路，例如肝經的經絡，實際上是自「大敦」、「行間」到「期門」等穴位，與肝臟細胞之間具有相同的生物波動頻率。

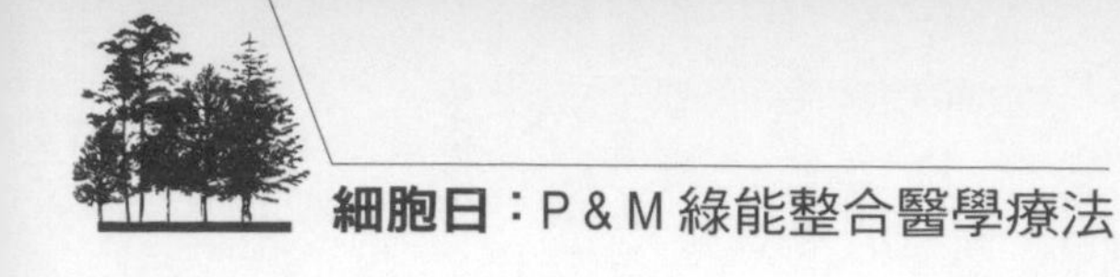

當針灸肝經的任何一個穴位時，因針灸刺激而引發肌肉的收縮與舒張，都是一種「生物的生命節奏」；科學家也證實了，人體的交感與副交感神經，彼此也是以波動起伏調控著生命節奏。有些器官如肝、膽、胰、腎……等，雖然沒有心臟跳動般明顯的節奏，卻同樣具有「生物的生命節奏」，同樣是受到交感與副交感神經，以及神經分泌的傳遞素所調控。

當外在與人體內在的器官組織之間，產生相互共振共鳴時，器官組織的「生物生命節奏」即恢復和諧的節奏，因此激發人體器官細胞逆轉病變的「自癒」作用。這一假說與概念，如同當今時尚的「手機」；當撥了某一企業公司的總機號，因為頻率相同，就算是數萬裏之外的地球另一端，仍然可以順利通話；又因為該企業公司的所有分機（經絡所有穴位）都是同一個號碼（同一頻率），不必重撥就可以轉接相通。

不要小看這麼淺顯的例子，這是數千多年來的新突破，是創世紀的新概念。過去的物理學家、主流醫學界、中國醫學界等，一直鑽入「有線路的經絡」的牛角尖，因而陷入經絡有線、有圖形的迷思。從人體的解剖學、病理學、生理學……等深入探索，可以看到人體有血管、神經、淋巴等有形的管徑路線，卻始終沒有發現經絡的線路。因此，一向以「眼見為實」的主流西醫，便以此認定針灸經絡是毫無根據的不科學的。

這情況就如同資訊傳遞的演進，先是中國商朝的烽火臺、蒙古人的狼煙或印第安人的煙霧，而後有旗號、信號燈、信號彈，陸續出現有線電話與無線通信，直到當今時尚流行的手機。請問「眼見為實」的狼煙、旗號、信號彈、有線電話來得科學文明，還是沒有「眼見為實」線路的無線通信與手機比較科學進步呢？年少時的我，也患了主流西醫「眼見為實」的通病，如今，才深深體會到那些「未知」的現象並非不科學，只是源於自己的「無知」。

針灸經絡的頻率共振假說，突破了「有線路的經絡」之迷思後，中國醫學的經絡學，以及五臟、五行、五氣的理論等，都可以得到合乎科學的解釋，並發現了其發揮神奇療效的作用機轉。

針灸的（定位）導引作用

中國醫學的針灸經絡學說，若以中醫理論的解說，實在難以滿足主流西醫的疑惑，即使透過物理學的科技，以及人體生理、病理學的研究探索，至今仍然無法理出明確的脈絡。然而，以上所提出兩點新概念的學說，即中科院王唯工博士的「針灸經絡共振作用」，以及我們所推論「針灸經絡的傳導——有如手機無線同頻率的聯通」假說，加上數年來的臨床應用心得與經驗所發現【針灸具有激發人體的免疫功

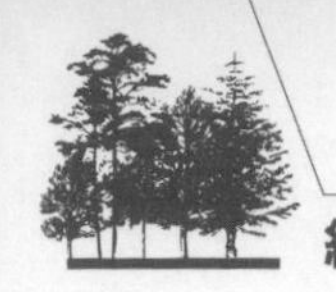

能——異物排斥作用的本能】，已經獲得中西醫的認同。

2008 年 6 月 11 日，《神奇養生》新書於北京發表時，在北京中醫大學座談會中，曾對學校的師生談及此新概念的「針灸作用」假說；此外，在臺北中山醫院的一場「Morning Meeting」座談會中，這種新概念也得到中西醫師的一致認同。因為，這是人體的本能作用，而且已經是普通的醫學常識，所以沒有任何醫師提出質疑。

十多年的臨床經驗中，我們發現針灸具有「導彈」的定位導引作用，乍聽之下，或許覺得不可思議而令人難以置信。一根相當「原始」的細針，又不具備導彈的紅外線、熱感裝置，或任何高科技鎖定導引裝備，怎麼可能具備鎖定目標的作用？當此學說提出之際，多數人認為「這醫界的瘋子又信口開河，一派瘋言瘋語！」然而，許多病症採用針灸整合傳統主流西醫的治療方法，卻得到遠比預期療效的玄奇結果，令人不得不相信！

曾有一位 4 歲小朋友，患有慢性化膿性扁桃腺炎，每一～二個月就發高燒一～二次，不是經由小兒科醫師的退燒及抗生素治療，就是到耳鼻喉科進行扁桃腺吸膿、噴藥、清洗的治療，雖然立刻有效、馬上退燒，卻經常一再復發，成為令父母十分揪心的急事。

當父母帶著全身發燙、滿臉通紅的小朋友，前來尋求我們協助治療時，初步檢查結果是：體溫 39.8° C，白血球高達一萬兩千多，喉嚨扁桃腺布滿白塊狀化膿。這種情況之下，傳統西醫的治療方式，非得打點滴補充水分、電解質、退燒藥、抗生素不可，但是小朋友父母焦急的要求「不要再打點滴了，在當地最好的醫院治療並天天『掛水』（大陸稱打點滴為掛水）一星期了，能打針的靜脈血管都打了。小孩太可憐了！」甚至還說「只要不再打點滴，任何治療方法都可以」。因此，推薦他們採用我們所創的針灸配合波動磁能場療法。

根據《針灸甲乙經》的記載，採用能降體溫、除熱感、袪風寒的風池及大椎穴位，加上自我摸索多年發現的「扁桃腺穴」——「阿是穴」，以針灸配合波動磁能場。說也玄奇！二十分鐘後，體溫降至 38° C，臉也不再通紅，之後，開了一天的抗生素及退燒藥，給他帶回去服用。

第二天，他父母滿臉笑容帶著活潑的小朋友來回診，說回去之後，不再發生高燒，預備的退燒藥也沒有用過。經基本檢查發現：體溫 38.2。C，白血球降至九千左右，扁桃腺的化膿斑塊只剩幾點白點。於是，再以同樣的 V.E.M.A.T. 治療後，囑咐明天再回診，讓曾擔任長庚醫院小兒科主治多年的馬醫師看看。結果第二天，他父母撥電話來說「小朋友完

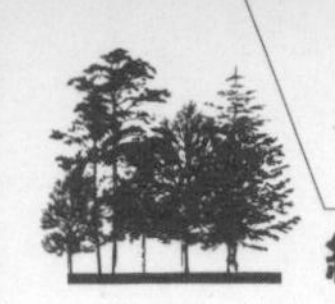

全好了，路途遙遠就不過來看診了」。

大家可能相當好奇，這怎麼可能？或許，也會質疑這種治療的效果能維持多久？大約又過了兩個多月，小朋友因為咳嗽、流鼻水又來了。他的父母表示，以前，一旦出現咳嗽、流鼻水，緊接著就一定是發高燒、扁桃腺發炎化膿，但這兩個多月來，不曾出現扁桃腺發炎或發燒的症狀。從此之後，小朋友一整年未再出現高燒、扁桃腺發炎與化膿了。

為什麼？我們也一再思考探索。在一次靜坐中，閃現了一個念頭「針灸是否具有定位、導引作用？」因而，推測出此假說：「針灸具有『導彈』的定位導引作用」。

對於人體來說，針灸是一種「外來異物」，當「針」紮進人體並留針於穴位（體內），即刻啟動人體的免疫本能——產生「免疫排斥作用」，因此，增加血液循環的速度，促進人體免疫細胞（白血球、T細胞等）的增生，並且奔赴異物所在地——針灸穴位。所以當「針」紮在某一部位，如扁桃腺、肝臟、心臟或腦部等相關穴位時，除了引發人體的免疫機能系統，同時指引免疫細胞，以及血液中氧氣與營養的輸送，快速到達病變的定點——西醫的器官細胞——中醫的阿是穴。

這項假說合理嗎？如果合理的話，可見中醫的學理是有根有據；只是中醫界受限於不夠瞭解人體生理學，以及文皺皺的保守觀念，始終無法擺脫「不科學」的思維。如果主流西醫認為不合理，那麼請心懷質疑的專家，自行進行動物實驗，查證此假說，是否合乎生物的免疫作用反應！（我提出如此建議，是因為：1.我的能力有限，無法進行動物實驗。2.自行實驗，才能解自己心中的質疑。）

若驗證此「假說不假」，針灸的「導彈」定位導引作用，必將有助於西醫對各種病症的治療。目前主流西醫的藥物治療，不論經由口服或注射，最後還是需要藉由血液的輸送；但是，藥物進入人體之後，漫無目標的遊離大幅降低治療效果，況且病變的組織細胞附近經常水腫，導致血管受到壓迫而循環不順暢，使得療效更加大打折扣。如果，主流西醫用藥時配合中醫的針灸，則將產生以下兩大輔助治療作用：

Ⅰ.「針」紮進病灶之後，「針」這個外來物，將促使人體產生免疫排斥作用，增加免疫細胞的增生，自動加強人體防衛能力。

Ⅱ.「針」紮在病灶附近時，因為引發免疫排斥作用，將增加此區域的血液循環。「針」紮在穴位上，正如高爾夫球場上「果嶺」（Green）洞口的旗杆，是打球進洞的標杆與定位導引。因此，口服或注射進入體內的藥物，順應血液循環的增加，將藥物快速輸送到病灶區域，病灶當然「神奇」痊癒。

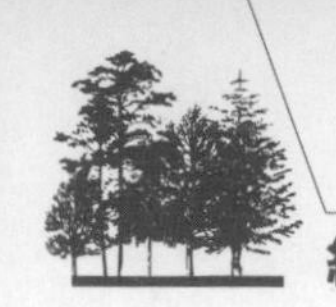

以上兩大作用，將減少藥物的用量，並且減少副作用與健保的浪費，同時減少藥物對於地球的污染。唯一可惜的是，也減少了藥廠及藥商的利益。（這是，「P & M 綠能整合醫學療法」最大的絆腳石與壓力）。這種自身免疫作用與藥物化學作用的整合療法，不但，遠遠超過單兵（只有藥物治療）攻擊的效力，更可以重振人體日漸衰弱的免疫力，確實是醫學上新概念的突破——真正中西醫之融合與整合！

V.E.M.A.T. 的作用機制

目前，國際上大都採用「磁能量配合經絡」的治療而已，因為缺乏針灸的刺激作用，效果沒有這麼理想，其療程也比較長。如果波動電磁能場與針灸經絡整合應用，不僅可以發揮各別的效用，還能產生彼此加成作用，大幅增加療效、縮短療程。針灸是千百年前的中國醫術，生物波動磁能場則是時代產物，這一種結合，可算的上是古今中外的整合。

我們於臨床經驗中發現，針灸與生物波動磁能場的最佳整合時機，就是在針灸的留針期間，將波動磁能場儀器的磁能線圈，罩在針灸的部位上。例如大腦區—放頭頂上、肝臟區—放右側上腹部肝臟區、胰臟區－左側上腹的胰臟部位、心臟區—放在左胸心臟部位，相當簡單又沒什麼高深的學問，但往往因為過於簡單，反而容易被忽視及遺漏。

波動磁能場是一種變動的磁能場，而針灸的針體是一種不銹鋼的材質，當兩者整合一起治療時，每一根針都成為具有波動磁能量的磁鍼；此外，原本是平面的波動磁能場，也因為針體的深度，成為三度空間的立體波動磁能場。所以，V.E.M.A.T 與針灸的結合，比單純針灸或單純波動磁能場的療效，增強了好幾倍。

從個人的自我治療經驗，以及十多年來失眠及精神情緒門診的臨床治療心得，發現了失眠的另類病因—大腦細胞供氧（O2）不足。因此，V.E.M.A.T. 一方面促進人體內器官細胞的血液循環，增加器官細胞的供血量與供氧量，人體器官細胞包括大腦等組織，得到充足的供血與供氧，大腦細胞恢復正常功能而達到難以置信的療效。另一方面促使不正常的器官細胞，不再偏離正常波動生物頻率而產生病變，恢復正常的生物頻率，引發體內「自癒作用」的潛能，人體器官細胞自然而然逆轉病變，恢復正常功能。

在實際臨床病例之中，發現 V.E.M.A.T 搭配其他物質觀、能量觀與訊息觀的整合醫學療法，即我們致力推展的「P & M 綠能整合醫學療法」，對於失眠、憂鬱等精神情緒壓力病症，脂肪肝、肝纖維化與肝硬化前期的治療，以及心腦血管病變與猝死的防治，皆具有奇特效果。

8

P & M 的訊息觀療法

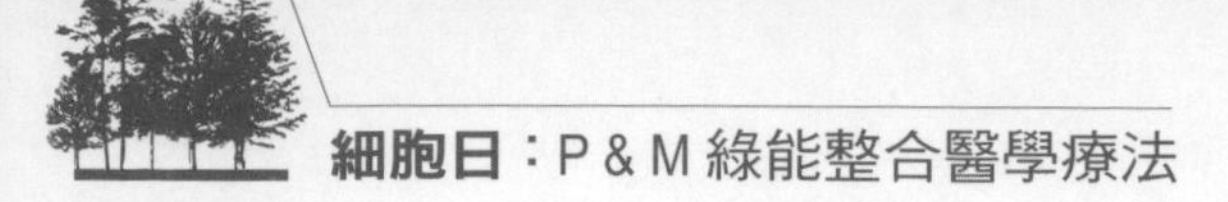

P & M 的訊息觀療法

自古以來，人類各族宗教史，屢屢出現治癒病症的神跡與奇跡。如病人本來經由醫生診斷為「永不復明」的瞎子，竟然在南美洲或歐洲某天主教堂裡祈禱時，因聖母的顯靈而恢復了光明的視力；許多癌症末期被診斷不久於人世的病人，因為投身於宗教工作與虔誠的祈禱禮拜，結果出乎主流西醫的意料之外，病人與癌共生而活得好好的。這是相當「玄奇」的現象，但是自命為「科學代言人」的主流西醫，一貫認為是以訛傳訛的不科學傳說，或偶發的巧合，或心理作用等結果，抱持不屑的態度，及不負責任的言辭予以藐視。真正負責任的言論，應於發言之前，親自深入探索發現真相。

我以前也是個不負責任的大嘴巴西醫。

訊息的傳遞，都需經由一定的媒介與載體來傳播。如血液、淋巴、分泌物，以及內分泌荷爾蒙等體液，它們是人體的訊息媒介；其相關的訊息載體即血管、淋巴腺、分泌腺，以及內分泌體。而神經的傳導，則與這些體液的媒介傳導有所不同，它是一種電脈衝的波動傳遞。

四千多年前，中國醫生早已發現，人體還有另一種訊息的傳遞，即當今仍未能以科技予以印證的針灸經絡的理論與現象。針灸經絡學說，於人類醫學史上，只有中國醫典才有記載。雖然，曾被主流西醫專家，貶為無依無據的「不科學」及瞎說的理論。但是，因為人體確實存在某些現象及治療的神奇效果。最後，不得不令歐美，其他比較理性的醫學專家所關注，並且開始著手深入研究。雖然，至今獲得的結論仍是鳳毛麟角，無法窺視全貌，但足以證明「經絡」確實存在於人體，針灸能夠治療人體的病症。

改良式尿療法——訊息的「解毒」作用

「P & M 綠能整合療法」，是根據順勢療法（Hemeoapathy）的原理，及能量訊息共振原理，將日本以毒攻毒的「尿療法」，予以「訊息作用」的改良式療法。

「尿療法」相當流行於日本民間，它是以人體自己排出的尿，再喝進體內，產生「以毒攻毒」的解毒作用，頗類似「疫苗」的功能。然而，尿不但不乾淨，還有一股噁心的味道，喝起來相當痛苦，不是每個人都可以接受。後來德國的物理學家與醫學專家共同研發，認為不必以尿中的毒物來解毒，而可採用對抗毒物的波動能量與訊息，來消解與平衡人體內的毒素（致癌物），也就是「以尿中毒物的波動能量及訊息，攻其毒及解其毒」。

這種「改良式的尿療法」，經由訊息能量共振儀器，將尿中的毒素訊息能量，與飲用的礦泉水予以「共振」。經過共振之後，礦泉水中就帶有尿液中毒素的訊息能量，即含有對抗「人體毒素」的頻率訊息。由於物理學上有所謂「一個正波，遇上一個同頻率同波幅同波長的生物反波，就成為平波」之物理現象。喝下含有對抗毒素訊息的礦泉水後，就可與體內的毒素訊息產生「以毒攻毒」的解毒作用，因此，便可以抵消及清除人體內的毒素。

刺絡、放血、拔罐——訊息的「自癒」作用

中醫的刺絡、放血與拔罐，雖然是一種不起眼的民俗療法，然而，對於某些病症常常能收到立竿見影的療效。如果，單從人體的解剖學物質觀視之，而沒有能量與訊息的整體觀認知，很難瞭解其中的作用機制；即使從生物化學反應來探討，也只能得到片面解釋而已。因此，自古以來，刺絡拔罐雖然治癒了不少疑難雜症，但是其作用機轉，卻一直未能被闡釋清楚，因而一直被當成「江湖術士的把戲」，登不上醫學臺面。

但我們從「P & M 綠能整合療法」臨床治療的經驗中，

經常得到重要的療效作用。所以，我們即以生物體先天具有訊息觀的新概念，以及人體生理的整體性認知，並融合中醫的「表裡、寒熱、虛實、陰陽」的八綱辯證，來檢視及探索其中的機轉。經由不斷地研究，意外發現這即粗俗又簡單的療法，竟然具有高深的訊息能量作用。

中醫八綱辯證中的「表裡」，認為人的體表與內臟器官細胞彼此互通，而且具有相互傳達「訊息」的功能與現象。所以，當表層皮膚的特定部位（經絡）受到針刺、放血、或拔罐的刺激時，便開始啟動人體內器官細胞的自癒修復機制，促使相對應的器官組織或細胞產生「自我癒合」作用，恢復正常功能，達到中醫「表裡一致」，以及「以表治裡」的功效，從而獲得了不可思議的療效。

傳統中醫的針刺經絡，以及體表皮膚放血的施治方法，經常被認為十分怪異，且是難以令人接受的「江湖」行為。然而不起眼的療法，卻經常產生超理想的療效。數千年來，不僅患者不知其詳，甚至大部份中醫生也未必能知其所以然。簡單的刺絡、放血或拔罐，竟然能得到如此神奇的療效，其中的作用機轉為何？

近世紀以來，經由科學界的研究探索，認為經絡可能是一種，易於導電、導波，以及傳遞訊息的網絡站。甚至認為，具有漩渦性的網絡特性。於臨床上，只要用細針，點刺

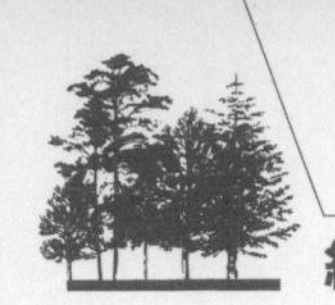

經絡穴位，或點刺放血，或「負壓」拔罐後，人體內便開始啟動經絡的特性，改變經絡的導電度、導波速率、及訊息的傳遞方向，因而導致經絡穴位的氣血流動。所以，啟動人體天生的自癒修復機制，便可促使深藏體內的病變器官細胞在「全相全息」，以及「表裡一致」的整體特性之下，產生遠端調控，以及四兩撥千斤的治療效果。

在皮膚表層，無論是針刺經絡穴位、或點刺放血、或「負壓」拔罐，對身體該部位而言，都形成了「人為且無菌」的微細傷口或創傷。而人體一旦出現了傷口或創傷時，身體便自動發出「求助」訊息，當大腦調控中樞接獲訊息後，即會啟動「自癒作用」的機轉，人體生理機能立即進行修復工作。因此，其他相互對應的器官和細胞，也同時啟動「自癒」修復機制。

深藏在體內的病變器官細胞，除非藥物或手術治療，一般的治療方法無法觸及。然而中國醫學，採用了「表裡一致」與「以表治裡」的概念與原則，只需從皮膚表層的相對應點或區域，加以適度的刺絡、放血、撥罐等「激發」作用，就可以促使體內深層的病變器官細胞，產生天生的「自然癒合」作用，恢復正常功能與健康。

基於身體的完整性而言，刺絡、放血或拔罐所造成的傷口或創傷，會立即擾動生命的訊息體，促使訊息體發出餘波盪漾且四處散播的訊息傳遞。身體表皮的傷口或創傷的訊息，傳遞既快速又全面，因而啟動了全身的自癒修復機制；並且不論體內或體表，凡是同頻率的器官細胞，都能夠同時且同步產生共振現象，因而也同時啟動「自癒」修復作用。結果，所有同頻率的器官細胞，都獲得了一致性的調節與修復。

簡單且平凡的方法，其實也能顯現出神奇的療效來。

經由以上科學的抽絲剝繭之相關知識，可以用來理解與探索這另類而且奇特療法的機制。當把訊息波，看成生命必備的三維全相體時，也就是將生物的生命物質體，提升為另一訊息體的認知，則臨床上不可思議的自癒作用現象，就能獲得更清晰的理解。

傳統中醫，運用刺絡、拔罐和放血的治療，已數千年。古人可能是從經驗法則的累積，也可能是從氣功和靜坐的自我修練中，以及「內觀法」的內視返觀的作用，得到表裡與整體相一致的認知。古人「疏通氣血」的說法，已經道盡其作用機制的奧妙。然而，當我們沒有修練，沒有感應與知覺時，或許相遇百回也不識其堂奧。但這就是凡人的通病：自已能力不足或功力不夠，卻反而認為中醫的理論講得不清不楚，或治療方法不合乎科學。

生物具有維持整個生命訊息體完整的天生特性，而這特

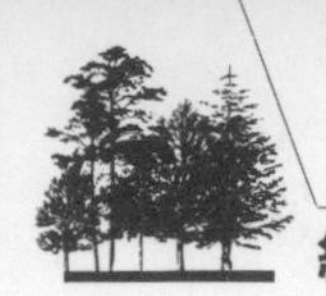

性就成為生物體的天生自癒修復機制。又因為人體內相關器官的訊息相對應與聯繫的特性，於是，看似微不足道的刺絡、放血或拔罐等民俗療法，竟然能夠發揮千百倍於藥物作用的神奇療效。

＊　＊　＊　＊　＊

「P & M 綠能整合醫學療法」涵蓋物質、能量、訊息三層面的療法，其作用在於清除人體內自由基，CO2及代謝廢物、重金屬、膽固醇、血脂肪、粥狀斑塊等雜質，並可代謝沉積的廢物與毒素，恢復器官細胞內在的綠色生存環境，因而激發人體器官細胞的「自癒」潛能，逆轉病變的器官細胞，促使其自行恢復正常功能。

近幾個月來，有多位中風後或做過心血管支架的病人，因親友的介紹來本整合醫學中心尋求幫助，其Doppler超音波檢查，顯現雙側頸動脈粥狀斑塊阻塞的現象。經由物質觀、能量觀、訊息觀的 P & M 綠能整合醫學療法，成效顯著。現列舉其中兩個案例如下：

（A）楊先生，56歲，經常左側頭暈、頭痛、左耳鳴，並經常流出液狀耳屎，左側嘴角不時無意識抽動。其血壓不高，膽固醇也不很高，親友告誡他要注意會「中風」。但三個多個月來，歷經多家公私立醫院診治，病症不見起色，特地到本中心來尋求協助。給予雙側頸動脈Doppler超音波檢查，發現左側頸動脈血流量明顯不足，並有 2 × 3 mm 大小粥狀斑塊阻塞。自 2012. 06 至 2012. 07. 02 經由五次的治療後（期間他又到外地出差十天），其左側頭暈、頭痛、左耳鳴及液狀耳屎、左嘴角抽動等症狀消失。在彩超 Doppler 檢測下，進行治療前後對比：

1）雙側頸總動脈流速、流量（五次治療前後對比）：

①峰值流速：

治療前（2012. 06. 19）　　治療後（2012. 07. 02）

右側　左側 ————→ 右側　左側

59.6 cm／s　41.9 cm／s ————→ 64.3 cm／s　77.3 cm／s

②血流量FVO：

治療前　　治療後

右側　左側 ————→ 右側　左側

0.358 L／MIN　0.236 L／MIN ——→ 0.575 L／MIN　0.614 L／MIN

（血流速慢、流量少）————→（血流速與流量正常）

2）動脈粥狀斑塊

治療前　　治療後

右側　左側 ————→ 右側　左側

無　2×3 mm² ——→ 無　0.7×0.2 mm²（約進步40倍）

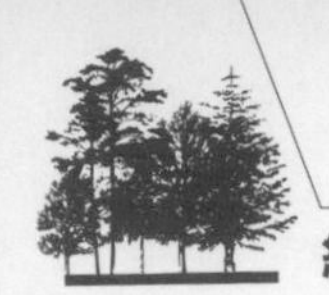

由以上報告顯示：其正常血流速度更正常，不足血流量也恢復正常，左側 2 ×3 mm^2 大小的粥狀斑塊縮小成 0.2 × 0.7 mm^2（進步了 10 倍 × 4 倍，共約 40 倍）。因此建議他，自己可以調整飲食習慣、生活習慣與適當運動。兩個月以後，再追蹤檢測細小的粥狀斑塊是否更進步。如果更進步，即其自我調整方法相當正確；當出現嚴重退步，則需醫生再介入治療。（參考第 246 頁原圖表）

（B）孟女士，56歲，上海市一位前領導，曾患輕度心肌梗塞，雖然一直口服心臟病藥物，但仍常感覺頭暈、胸悶、心悸。經上海市悅和診所推薦，接受了「P & M 綠能整合醫學療法」。治療期間，全程經由雙側頸動脈 Doppler 彩超的監控。

經由十次治療後，在彩超檢測下，進行治療前後對比：

1）雙側頸總動脈流速、流量（五次治療前後對比）：

① 峰值流速：

治療前（2012. 06. 19）			治療中（2012. 06. 26）	
右側	左側	——→	右側	左側
83.8 cm／s	42.8cm／s	——→	91.3 cm／s	66.1 cm／s

② 血流量FVO：

治療前			治療中	
右側	左側	——→	右側	左側
0.420 L／MIN	0.354L／MIN	——→	0.881 L／MIN	0.75L／MIN

（血流速慢、流量少）——→（血流速與流量正常）

2）動脈粥狀斑塊

治療前　　　　　　**治療中**

右側　　左側 ——→ 右側　　左側

$3 \times 3\ mm^2$　$2 \times 2\ mm^2$ ——→ 消失　$1.2 \times 0.9\ mm^2$（進步 4 倍）

孟女士，再經由五天治療後，在彩超檢測下，進行治療前後對比：

1）雙側頸總動脈流速、流量：（五次治療前後對比）

①峰值流速：

治療中（2012. 06. 26）　　　　**治療後（2012. 07. 02）**

右側　　左側 ——→ 右側　　左側

91.3 cm／s　66.1cm／s ——→ 95.9 cm／s　94.1 cm／s

②血流量FVO：

治療中　　　　　　**治療後**

右側　　左側 ——→ 右側　　左側

0.881 L／MIN　0.75 L／MIN ——→ 0.983 L／MIN　1.070 L／MIN

（血流速與流量正常）——→（血流速與流量更正常）

2）動脈粥狀斑塊

治療中　　　　　　**治療後**

右側　　左側 ——→ 右側　　左側

消失　$1.2 \times 0.9\ mm^2$ ——→ 消失　消失

自2012. 06. 19 至 2012. 06. 26 的五次治療，顯示雙側頸動脈的血流速正常，血流量不足則恢復正常，本來左右側的頸動脈粥狀斑塊，治療後右側消失、左側縮小。自 2012. 06. 26 至 2012. 07. 02，再治療五天，Doppler 顯示，雙側頸動脈的血流速度上升至 94 cm／s 以上，血流量提升至治療前的 2～3 倍左右，其粥狀斑塊完全消失（參考第 247 頁原圖表）。因而頭暈、胸悶、心悸的症狀也不再出現。

孟女仕後來發一感謝 E-mail，並戲言「這種『P & M 綠能整合醫學療法』的神奇療效，應可得諾貝爾醫學獎。」說真的，這種妄想不敢有！只希望世人與醫學界能予以關注與肯定，足矣！

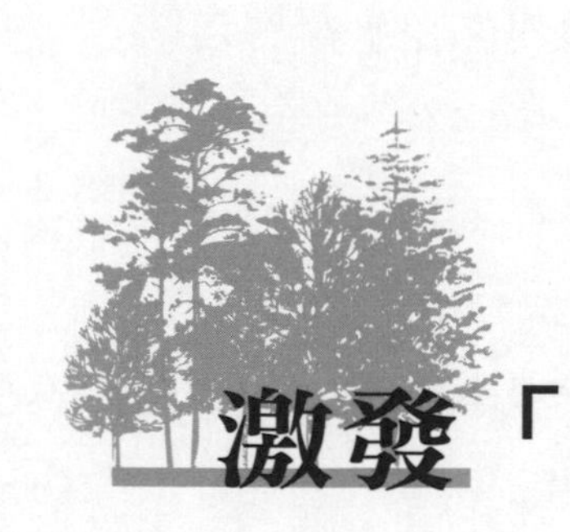

9

激發「自癒」潛能DIY

激發「自癒」潛能DIY

人體器官細胞的功能與動能，直接受到人體的內在生存環境與大自然的外在生存環境影響，當人們接觸太多負面的物質、能量與資訊時，人體內器官細胞的內外在生存環境陷入惡劣狀態，則其功能與動能也隨之衰弱與老化，進而影響人體的生命與健康。這些影響內外在的生存環境的途徑與因數，包括飲食、保健食品、陽光、空氣、水、季節、氣候、宇宙磁能場、生活或工作壓力等等，其中很多影響因數都是日常生活中無法避免的，或許即所謂「人在江湖，身不由己」。

因此，我們所能做的就是設法避開或排除這些有害因數，同時補充增強有益於器官細胞功能與動能的物質、能量及資訊，不妨從慎選飲食、清毒排毒、適當運動與睡眠、增加呼吸能量、自我常做器官健康簡易檢查等等DIY著手，改善內外在的生存環境，激發天生的「自癒潛能」，逆轉長期慢性病症，以常保身體健康、享受彩色人生。

激發自癒潛能的食物

每一種食物都具有特殊的物理特性與化學特性，多數人卻只注意到「化學成分」的特性，把焦點放在含有多少蛋白質、脂肪、維生素、礦物質、微量元素、纖維素、酵素、抗氧化物等營養素、熱量與色、香、味之上，以及缺乏這些營養素又會造成什麼問題等等物質現象。

I.化學成分特性：色素深的抗氧化植物

過去營養學家鮮少注意到植物色素的價值，認為對人體細胞毫無助益，直到近幾年來，「顏色療法」逐漸受到重視，人們才赫然發現，食物中最重要的化學成分是「植物色素」。所謂植物色素，即是植物成熟後所具有的天然色澤，至於食用色素，則是一種食品人工添加物。

古代中國醫學文獻早已記載「五色對應五臟」的關係，而現代許多研究也已經證實，不同顏色的食物具有不同的化學成分與功用，例如：黃、綠植物色素蘊含維持生命的不同化學物質，因此營養師、醫師與養生專家都建議人們多吃黃綠色蔬菜、水果；此外，紅色素、紫色素含有豐富的抗氧化成分，具有類似抗氧化劑的效用。

其實，蔬菜、水果的效用遠遠超過人們所認知，例如過去大家只知道番茄等紅色蔬果富含茄紅素，事實上，番茄還能幹擾癌細胞形成，具有防癌作用。另外，很多人都知道十字花科的蔬菜（如青花菜）能避免致癌，事實上，青花菜還

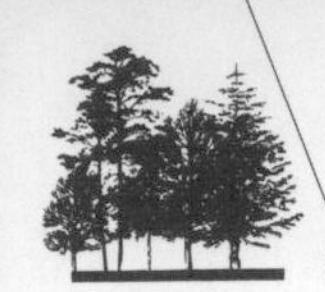

有解毒作用。此外，「山楂紅」有助於增大心臟的血流量，「咖哩黃」能預防大腸炎與大腸癌，櫻桃可以改善關節炎，黃綠色的豆莢則有助於清除腸內的有害膽固醇。

科學研究發現，植物色素的顏色越深，保健效果越好。例如：葡萄柚的顏色越紅，茄紅素的含量越多；紅葡萄酒也比白葡萄酒或其他酒類，含有更多抗氧化劑；顏色越深綠的生菜沙拉，所含的維生素 B 群越多；蔬果的天然顏色越深黃，所含的 β－胡蘿蔔素也越豐富。若以「有益就是有營養」的觀點來看，我們可以說顏色深的蔬果比較有營養。

II. 物理能量特性：平衡能量之食物

食物的「物理能量特性」，即是中醫文獻所記載的：陰陽、寒熱、表裡、虛實。這四種分類本來指的是人的體質，但也適用於藥物或食物的特性。譬如，吃了容易口渴、火氣大的食物其能量屬熱，吃了會引起拉肚子的則屬寒性能量的食物。有些食物食用後會發汗解熱，則屬表；必須經過消化吸收之後，才發生作用的食物則屬裡；吃了以後令人感覺懶洋洋、不想動者，為虛性食物；食用後活力充沛、很有精神者，就是實性食物。

一般而言，所謂「陰性食物」指的是濕、熱、柔軟，多水、多油，氣味重，物性較不活潑，含有低鈉離子，烹煮時間比較短者。而與之相反，凡是比較乾、涼、堅硬，所含的水分和油分較少，沒有特殊氣味、物性活潑，或含有較多金屬離子的，就是「陽性食物」。這些食物的種類很容易意會，日常生活中俯拾皆是，不再多加舉例。

話雖如此，食物的陰性與陽性之分也不是絕對的，有些食物的屬性不是那麼明確，可能陰中帶陽、陽中有陰，甚至由陰性慢慢趨近於陽性，很難一分為二。幸好這種連續性的趨勢，有一定規律可循，我們可以從食物的成分、顏色、味道來做判斷。

1. 成分——由陰性趨近於陽性為：脂肪→蛋白質→礦物質

2. 顏色——由陰性趨近於陽性為：透明→白色→褐色→粉紅色→紅色→黑紫色。

3. 味道——由陰性趨近於陽性為：腐敗味→酸味→甜味→鹹味→苦味。

舉例來說，以「脂肪」為主的食物，因為具有「多油、多水、柔軟」的特質，所以屬於「陰性」食物。但食物中的脂肪成分有多有少，通常都不是「全脂」，否則難以下嚥（譬如沒有人單吃豬油）。如果食物中含有少量脂肪、多數蛋白質，則可能屬「中性」；若脂肪的成分極少，但「礦物

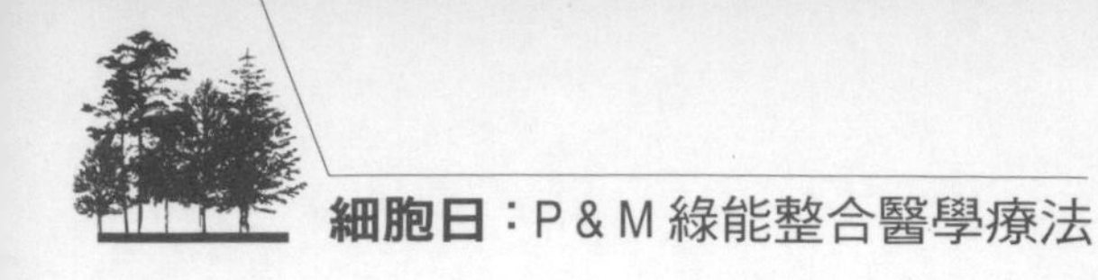

質」的成分較多，那麼符合上述「乾、硬、少水、少油、含較多金屬離子」的特性，因此比較趨近於「陽性」食物，其餘則依此類推。

食療之自癒激發作用

近年來，歐美專家意識到人類的文明病症，如高血壓、高血糖、高血脂、心腦血管病變，以及癌症的主因之一，都在於飲食不當與失衡以及污染所造成的。因而，飲食療法與相關書籍如雨後春筍般冒了出來，諸如有機食物、生機飲食、自然食物、斷食療法……等。然而，這眾多不同療法與說法的書籍之中，這專家說一套，另一位專家又提倡另一套完全相反的方法，令人眼花撩亂、無所適從，弄不清楚那一種最有效，那一種最適合自已。以下提供大家正確的食療概念與選擇方法：

I. 順乎器官細胞的生理功能

人體內器官細胞的生命基本元素，不外乎氧氣與營養，當正確、適當的供給，人體的器官細胞會生存的樂活且精采，也能發揮正常的功能，人們因此擁有健康、繽紛的生命。由於，兩大元素之中的營養，來自於飲食的吸收，所以選擇食物療法時，首先必須理智冷靜的思考，這些食療方法是否合乎人體正常的生理作用與功能。

例如曾有國外專家提倡，三餐只吃雞肉，豬肉或專吃某種水果、菜蔬，甚至數天斷食不吃進任何食物等種種偏差的食療方法，一眼即能看穿，這完全是噱頭或偏見。人體需要的營養，是多樣性的來源，所以人體需要的維生素才有 A、B_1、B_2、B_5、B_6、B_{12}、C、D、E 等那麼多種類。

也許某些「違反正常生理功能」的飲食方法，會有暫時的如減肥，降血脂等效果，然而，許多併發症或後遺症，於三年、五年之後，才會陸續出現，屆時找誰負責？不可不慎！

曾有位好朋友的親戚，本來微胖但身體很健康，為了減重參加了一期的斷食療法，體重是短時間內快速下降了，但是，三個月後卻突然引發腎臟功能急性衰竭而喪生。因為事隔三個月了，「斷食療法精修班」的「專家」，把責任推卸得一乾二淨。國內的減肥、減重專家林立，讓病人的身體及口袋是減肥了，生命也減短了，唯獨減肥專家的口袋卻增肥了。

到底，每月或每季減多少公斤才恰當，眾說紛紜、各說各活。事實上，減重必須考慮每個人的身體狀況，人體內的肝臟與腎臟的代謝功能與承受力不盡相同，最簡單的概念是——「不可違反人體的正常生理現象」。

II. 食療非「速成療法」、只是保健方法之一

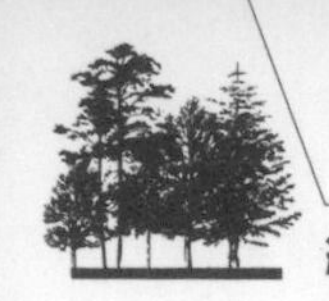

飲食與人體器官細胞的功能是否正常或病變，彼此之間存在密切的關係，自古以來，中外許多專家提倡各種飲食療法，中醫更有「藥膳」保健養生。然而，我們經常被問及：為何依照專家的藥膳或食療，卻得不到預期的保健養生的功效？事實上，人體器官細胞的病變及病症，除非是細菌、病毒、微生物的急性感染之外，所有慢性病變及病症都是多年長期的演變，其中大部分原因來自飲食的不當所引發。當長期病變與病症出現之前，一般人通常都自認為身體非常健康，根本不重視日常的飲食是否適當、正確，多半抱持著「只要我喜歡，有什麼不可以」的心態。

多數的人在四、五十歲之前，很少關注什麼飲食療法或藥膳，直到步入中年之後，當長期受到「虐待」的體內器官細胞開始抗議與反撲時，出現了高血壓、高血糖、高膽固醇、高血脂、心腦血管等病變與病症之際，人們才開始緊張與恐慌，也才開始體會適當、正確飲食的重要。

人們總是期待能快速遠離這些病變與病症，恢復從前的健康，可以再度隨心所欲、大吃大喝。然而，事實上，飲食的調節與藥膳的調理，多半是溫和而緩慢的，需要長時間持之以恆的，將已受「虐待」數十年的體內器官細胞，進行全面修補與修復。人們失去健康之後，期待健康之心，是可以理解的人之常情，但是，修復是急也急不得的，試想：當年我們長期

「虐待」自己的器官細胞之時，何曾關注過它的生存之所需？

DIY 激發「自癒潛能」的食譜

經由專家研究發現，富含維生素 B 群、維生素 C、維生素 E 與 β－胡蘿蔔素的食物，有助於血脂肪、血糖的代謝與逆轉動脈粥狀硬化斑塊，甚至抗癌——抗氧化自由基。凡是黃色、綠色蔬菜或水果，是補充這些維生素的最佳食物，經由天然食物補充多種維生素，有助於激發器官細胞的「自癒潛能」，以逆轉體內的病變。

Ⅰ. 維生素 B 群：在器官細胞中，酵素酶的組成及代謝，與維生素 B 群中的B_1、B_2、B_6、B_{12}、泛酸及葉酸等有著密切關係。

1. 維生素 B_2（核黃素）：小米、乾酵母、大豆、綠葉菜、乳品。

2. 維生素 B_1（硫胺素）：麥芽、糠皮、黃豆芽、綠豆芽、花生、豌豆苗、各種豆類、鮮果、新鮮蔬菜中，含量豐富。

3. 維生素 B_6、泛酸及葉酸：富含於豆類、新鮮綠色蔬菜，以及酵母之中。

Ⅱ. 維生素 C：綠葉的蔬菜中含量最豐富，番茄、黃瓜等蔬菜，維生素 C 含量雖不及綠葉蔬菜，但因為可以生吃，

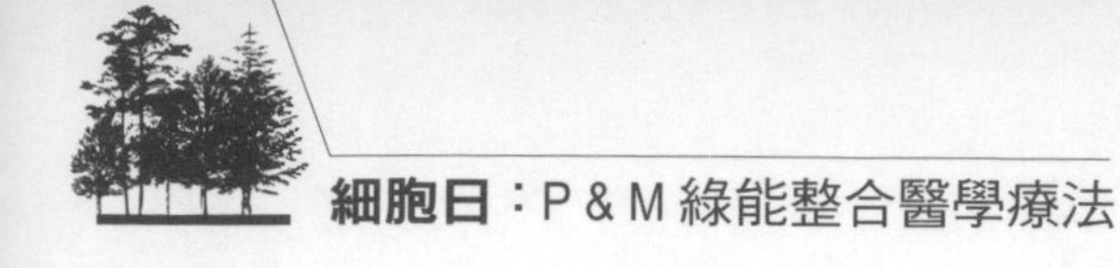

所以維生素 C 損失不多，是很好的蔬菜來源。

Ⅲ. 維生素 E：植物油中的含量最多，其次是豆類、穀物和堅果類。

Ⅳ. β－胡蘿蔔素：所有綠色或黃色的蔬菜皆含量豐富，在人體內可進一步轉化成維生素 A。

近年來，國際上許多專家及醫生發現，包括人類的各種生物體，除了需要補充物質元素的營養之外，還需要陽光、風、寒、濕、熱、聲波以及星球之間磁能場等能量的刺激，更需要「愛心」的訊息予以激發。經由生物學家們研究發現，得到關愛的動植物，比得不到關愛的，長得更健康、美麗與強壯。日本專家曾經記錄下，得到「關愛訊息」的「水分子」，比接收到「怨恨訊息」的「水分子」，結構來得更整齊、更規律，而且更美麗、更漂亮。

由此可見，食療或藥膳只是修補器官細胞的物質元素而已，在宇宙及人體的物質、能量、訊息結構元素之中，頂多隻占三分之一，如何期望能有多麼快速或理想的功效？

如今，人們都希望能快速恢復健康，但是卻抱持著「即吝嗇又無知」的觀念，僅僅重視看得見、吃得到的物質元素的補充，究竟又該如何苛求長期受到人們「虐待」的器官細胞呢？

「天道酬勤」、「多佈施得福報」這些朗朗上口的古訓，自有其道理，希望得到「身體健康」的福報，應該對自己體內的器官細胞多多佈施。除了食療或藥膳，還應該給予其所需的生命元素——聲波、光波、電波、磁能波等生物能量的激發，同時必須懷有「關愛與懺悔」心念的訊息。對於這些數十年如一日，任勞任怨地、無休無止地維護我們命脈的器官細胞，多給予一些「關愛」的訊息，將會得到天生的「自癒作用」，逆轉所有的病變與病症，恢復人體正常的功能與健康的身體。

營養保健品的正確認知

基於人們對營養的重視，，不論男女老少，每個人或多或少都吃過維生素等營養保健品。每年，生活在臺灣的人們，可以吃掉 200 億的營養保健品，尤其中年人更是廣泛的補充，舉凡降血脂、清血脂、降血糖、防骨質疏鬆、抗老化、酵素、氨基酸、多種維生素以及微量元素等等，無非希望可以預防高血壓，糖尿病……等疾病。

在各式各樣的營養保健產品，以及數千萬家的品牌廠商當中，到底應該如何選擇適合自己的維生素、微量元素、酵素……等營養保健產品呢？又如何從多種動植物、中、西藥材、礦物質……等，眾多具有保健及提升免疫力的產品當中，挑選出優良的產品，避免黑心廠商的黑心產品，這是當

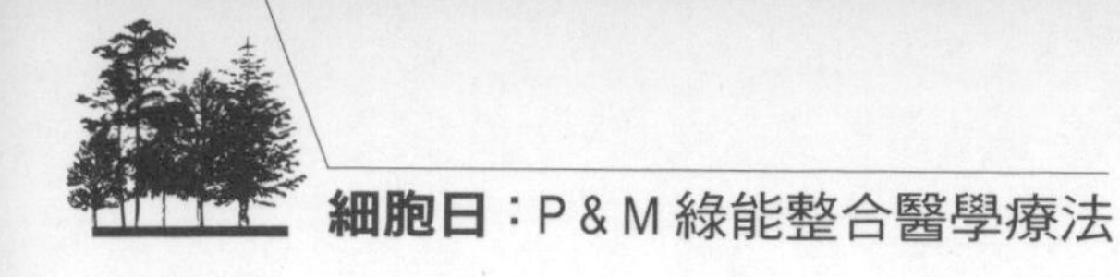

前大家最需要答案的問題。

俗話說「靠人不如靠己」，憑藉著十多年來的臨床經驗，我們發現人體的「先天自我感應力」——臂力能量測定法，具有槓桿作用的臂力檢測極為簡單與客觀，只需將任何營養保健品拿在左手，並放在胸部中央上 1/3 部位，再與左手不拿任何東西時互相比較，右臂平舉支撐力的大小與強度。如果左手拿產品時，右臂支撐力更強（臂力能量強），即表示此產品的成分對體內器官細胞具有相當助益；反之，左手拿了產品之後，反而感覺右臂支撐力減弱了，則表示該產品對你沒有任何助益，甚至還可能造成損傷。倘若有任何質疑或好奇，不妨多加練習與體驗，自然可以領會箇中奧祕。

將近十多年來，在臨床治療病人時，我們一直以「臂力能量測定法」做為定性、定量的標準，選擇最合適的物質、能量、訊息或療法，以及最適合的頻率或治療時間。這幾年下來的臨床心得，我們發現這種輔助方法，對疾病的治療具有相當效益的幫助，可以快速促使病情恢復，縮短了治療時間並降低了所有副作用，甚至達到令人驚訝且玄奇的效果。誠懇希望，所有行醫者能夠嘗試這種治療的輔助方法，累積更廣泛的心得及更確切的結論，為病人尋找更精確有效的治療方式。

激發自癒潛能的妙方

在日常生活之中，舉凡睡眠、呼吸方式、運動、喝水、曬太陽等活動，皆能激發身體自癒作用的潛能。充足適當的睡眠，有助於修復身體損傷、排除毒素、吸收能量與增加元氣，睡眠可以說是最簡易、最不花錢又最有效的保養方法。然而，現代人因為忙於工作或玩樂，往往犧牲了寶貴的睡眠時間，實在不是明智之舉。

人體還具有自然調節的機制，在正常情況下，大約每隔十至十五分鐘就會深呼吸一次，或是長長地嘆一口氣，甚至伸伸懶腰，幫助肺部完全擴張吸進更多氧氣以供應身體所需。然而，現代人生活緊張、壓力增加，時常會出現憤怒情緒，腦部潛意識一接到這種訊息，通常以「面臨緊急危難」看待，呼吸頻率轉快變成胸式呼吸，以致許多人一生氣或緊張就會呼吸急促、兩手顫抖、臉色蒼白。

此外，人體若長期缺乏運動，又不注意飲食營養，體內器官細胞缺乏振動與收縮的物理變化，無法激發全身與心血管血液循環的流速，導致血液循環與呼吸循環功能減弱，即使從事輕為活動，也會產生心悸和呼吸困難的現象。同時，還會引發肌肉萎縮，引起頸部、腹部、腰部、腰背部，以及大腿部等相關肌肉變得衰弱。當這些支持身體的肌肉群的肌

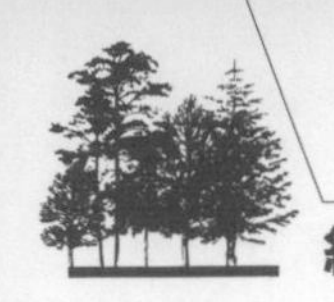

力降低時，為了維持正常姿勢，迫使肌肉收縮與緊張，因而造成肩頸酸痛、腰痛、膝關節等疼痛。

當運動不足時，能量消耗自然減少，倘若又加之過量的飲食，就形成肥胖症；具有家族性遺傳基因的人，更容易引發II型糖尿病，或是與脂肪肝、高血壓、高血脂症，以及動脈粥狀硬化等病症。

事實上，人天生是一種動物，應當要經常移動、勞動與運動，如果長時間不動則有害健康。我們看那些長時間臥床者，到最後腳部都軟弱到無法站立，就可以知道運動的必要性，尤其是三十五歲以上的人，身體機能已從巔峰狀態逐漸走下坡，不管吃什麼食物或藥物都終究不免衰老，只有配合持續適當運動才可以延緩衰老；最好依據個人喜好、運動基礎、肥胖程度、體質、年齡，以及居住環境等因素，選擇適合的有氧運動項目。

此外，水能淨化萬物，也是身體排毒的唯一溶劑。人體百分之七十由水組成，腦部含水量更高達百分之八十五，所以一旦因故出現脫水現象時，最先出現的病徵就是意識模糊、腦神經反應降低，人的動作也會逐漸變慢或停滯。

水分具有調節循環與新陳代謝的作用，因此醫師常鼓勵病人多喝水幫助代謝，其實一般人也要常喝水、補充水分；

每天所攝取的水分是否足夠，只要看排尿次數就行了，在正常情況下，至少每三至四個小時就會排尿一次，如果超過這個時間還是沒有明顯尿意，代表體內的水分太少了。如果水分補充不足，除了令人感覺口渴之外，嚴重者還可能出現慢性脫水，甚至因為循環不良而誘發關節炎與關節疼痛現象。當體內水分不足，新陳代謝就無法順利進行，毒素也不能完全代謝排出體外，導致身體機能早衰、誘發疾病與老化。

優質睡眠機發自癒潛能

一般而言，一天之中人體有兩個新陳代謝時段：上午六點至下午六點是代謝消耗期、下午六點至明晨六點則為修補期，如果夜晚的睡眠不足，人體將無法修補白天所消耗的損傷，加速身體的老化與退化。日常生活的經驗中，隨時隨地都能體驗「睡眠」的妙用與潛能，例如：不小心割傷手指，即使沒有使用什麼藥物，但睡一覺醒來，發現傷口已經自動結疤癒合了；又如感冒後，睡上一覺醒來即恢復正常等等，由此可見，睡眠確實具有自癒修復作用。

2000 年 9 月《英國職業及環境》醫學期刊證實，睡眠不足會產生與酒精中毒類似的狀況，如果每晚的睡眠時間少於六小時，則協調功能、反應敏感度和判斷力都會受到影響，無論工作、開車之際，甚至日常生活都容易出現意外危

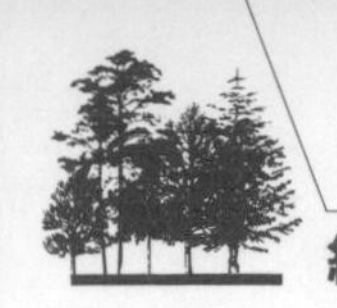

險。不久之前，芝加哥大學的睡眠研究人員也發表論文指出：睡眠不足可能造成「糖尿病」體質，不但身體容易發胖，葡萄糖耐力也會受損。許多其他研究也顯示睡眠不足可能影響壽命，增加罹患各種疾病的機率，如癌症、肥胖、糖尿病等，體內新陳代謝的機能也會下降。

因為人體在睡眠時會分泌「生長激素」和「瘦素」（Leptin）兩種重要激素，生長激素幫助小孩「一眠大一寸」，瘦素則傳遞「不要再吃」的訊息給大腦。如果睡眠不足以致瘦素分泌不足，即使體內熱量已經很充足，還是會產生食欲，尤其特別想吃容易變胖的碳水化合物，形成脂肪肝、糖尿病、高血壓及心腦血管疾病之根源。根據精神科專家的報告，不論憂鬱症、躁鬱症、妄想症、分裂症等精神病症，共同的臨床症狀即是——失眠。

眾所周知，睡眠還有助於美容，因此希望擁有美麗肌膚的人，一定要睡眠充足。睡眠可使身體恢復到鹼性狀態，使細胞具有良好的修護功能，中醫理論認為深夜是肝、膽、肺臟的「氣血循環」時段，一定要休息才能保持身體健康與肌膚美麗。依據「肝主藏血」的中醫學說，當夜晚睡眠休息時，人的活動量減少，血液循環的血流速減緩及血流量減少，多餘的血會儲藏於肝臟，器官細胞也得以休養。依經絡學說的規律，午夜十一點到凌晨一點，正是人體肝經的運行階段，所以睡眠與肝細胞的功能具有互動關係，自古以來即為人們所重視；尤其子時（午夜十一點到淩晨一點）正好「陰陽交換」，特別重要，即使再忙也要休息片刻，才能達到陰陽協調的效果。

氧氣激發自癒潛能

「氧在命在，氧亡人亡」，主流西醫認為人體的能量，即是「氧」（O_2）的能量，人體內的任何細胞，最主要以呼吸「氧」為生；一般將呼吸分為胸式呼吸和腹式呼吸，通常，人們都會自然而然地採用「腹式呼吸」，遇到緊急狀況之際，才會不知不覺地改變成「胸式呼吸」，透過加快呼吸頻率獲得更多氧氣，若以人體的健康效益而言，腹式呼吸較為理想。

顧名思義，腹式呼吸就是儘量將氣吸到腹腔，使腹部突出、橫膈往下移，大幅打開肺部閉塞空間，吸入較多空氣，正確的腹式呼吸頻率是維持在每分鐘呼吸六至八次，道家養生和瑜伽練習者亦主張、強調這種呼吸方式。

至於，胸式呼吸則是利用胸、肩膀和頸肌的力量，以提胸縮腹的方式，讓肺部充滿吸進來的空氣。因為主要利用肺的上半部呼吸，閉塞空間比較大，獲取氧氣的效率相對降低，必須增加呼吸次數才能吸到足夠的氧氣。當呼吸頻率增加時，排出過多二氧化碳，使血中酸鹼值偏高，而鹼性血會

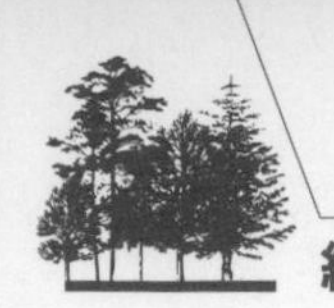

促使紅血球與氧氣緊密結合，減少氧分子的釋出率，導致每個細胞的氧氣運送量偏低。如此一來，細胞能產生的能量也相對減少，因而出現「慢性換氣過度症」，如果經常如此，最後很容易出現慢性、無法解釋的焦慮症。

所謂「慢性換氣過度症」是指患者因過於緊張或激動，在不知不覺中呼氣過多、吸氣不足，導致頭暈甚至暈倒的一種症狀，此時只要在口鼻處套一個紙袋，多吸一些自己呼出的二氧化碳就可以改善症狀。

如果長期採用胸式呼吸，最後可能遺忘或忽略自然的深呼吸或嘆氣功能，導致血液中的含氧量不足，自然比較容易出現焦慮症狀。現代人應該不妨多靜坐及深呼吸，除了減輕焦慮症狀、有益健康之外，還能改善壓力引起的疾病，如失眠、高血壓等。

東方人以靜坐來養生保健，已經行之有上千年的歷史，相關的理論與流派眾多，最簡明易學的莫過於「初步內觀」；簡單的說，它就是一種呼吸靜坐方式。

1. 輕鬆地坐下來，閉上雙眼，身體保持舒適端正，儘量不要移動。

2. 將注意力集中在呼吸上，仔細體察呼吸的節奏，除了吸氣、呼氣之外，還要憋氣，而且時間儘量控制在相同長度。

每次靜坐呼吸的時間不需太久，大約十五分鐘已足夠，但必須持之以恆，每天至少做一次至二次，尤其在上下班前後施行的效果最佳，練習過的人常常向我反應，身心擁有一種「前所未有的放鬆感」。其實，靜坐一段時間之後，甚至可以藉此觀察到自己的心理狀態，因此，初學者最好由法師或師父帶領及指導，並需隨時隨地保持「魔來魔斬，佛來佛斬」的心念。

音波能量激發自癒潛能

「音波療法」以發聲作用的音波共振，可以輔助「二氧化碳」（CO_2）的交換與排出。二氧化碳是一種相當可怕的致癌毒素，透過發聲可增加呼出 CO_2 及吸入 O_2，器官細胞可免於病變。

「發聲振動」除了發出聲音，利用聲波的震動刺激體內的心、肝、脾、肺、腎等器官系統，使其更加強健。發聲時還要注意呼吸技巧，其間呼吸的原則如下：身體虛弱、體內器官能量不足，屬於虛症（講話有氣無力、畏寒）者，先呼一口氣，同時發出聲音，接著再吸兩口氣，一樣要發出聲音，呼一吸二算一次，連續做九次。反之，體內器官機能強大者，則呼二吸一算一次，同樣連續做九次。

一般而言，呼吸發聲運動都以「嗡」、「啊」、「吽」為

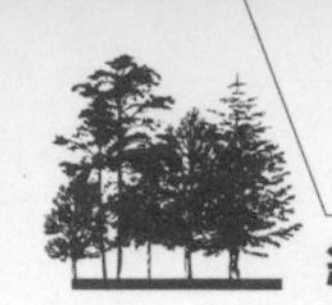

發聲基本音，這三個音波適用於任何器官，不會抑制相剋的器官。譬如，發「噓」音時，可以補肝，卻傷害了脾（木克土），發「嗡」、「啊」、「吽」等音，則不會造成傷害。

如果發聲運動沒有明顯效果，可以應用「臂力能量測試法」，找到適合自己的音波。譬如在呼吸發聲運動之前，先測定某器官基本力度，發某聲音波後，再測一遍並相互比較。如果呼吸發聲運動之後，手臂的支撐力轉強，表示已達到增強器官的能量訊息的效果。

運動激發自癒潛能

一般人都需要體能運動，根據量子力學的「波粒二重性」理論，宇宙萬物既可以是粒子，也可以是能量波，而運動時所產生的波形、波幅、頻率，可以與自然頻率和諧共振，從而達到增強體能的效果。中醫理論也有「動則生陽」之說，若用現代科學來解釋，就是「運動會產生肌力電能」強化體能。

特別是有氧運動，可以大幅增加器官細胞的供氧量；一旦供氧充足，病變器官細胞的新陳代謝功能得以恢復正常，有助於血糖控制、降低血脂和血壓，以及改善肝細胞內脂肪的沉積，逆轉病變的情況，激發人體內的自癒作用。

根據科學家估計，有氧運動能促進新陳代謝、增強免疫系統、改善心血管功能、降低胃腸出血率、延緩老化，甚至可以增高 EQ，以及預防憂鬱症、失眠、癡呆等。當然，經常運動可以強健骨骼，提高更年期婦女的骨質密度，還能增進肌力平衡，減少跌倒機率，即使跌倒也不易受傷。

人們進行有氧運動時，人體體內的脂肪及糖分，主要以有氧分解的方式代謝，因此有氧運動可以幫助人體有效利用氧，進而改善體內心、肺、血管等各器官和系統的生理功能，例如促進呼吸、增強心臟、擴張血管、增加血液循環和組織器官的供氧量。

由於，持之以恆的運動，有助於激發身體的自癒作用，運動項目又以低強度、長時間的有氧運動為首選，而且盡可能不需要特別的技術及特殊運動器材，不論在什麼地方、什麼時間都能方便實施

Ⅰ. 加速心血管作用　有氧運動所產生的動能，可以增加心臟及體內各器官的振動及功能，促進體內組織細胞新陳代謝，以及脂肪、血糖等分解。

Ⅱ. 促進體內葡萄糖的代謝作用　有氧運動可以增強細胞對胰島素的敏感性，有效的降低血糖，和減少患者對胰島素的需要量。

Ⅲ. 減少血液中的危險因數　有氧運動可以降低血液中的三酸甘油酯，以及低密度和極低密度脂蛋白的含量，並增加

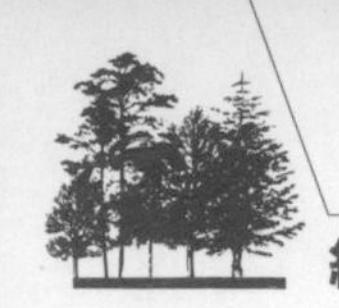

高密度脂蛋白膽固醇的濃度，因此減少血脂在血管中沉積，防止動脈粥狀硬化。

由上可知，有氧運動可以改善人體的供血供氧狀態，以及肌肉及呼吸循環功能，並提高適應性和最大活動能力，還可增強抵抗力，從而減輕日常活動時的生理和心理負擔。此外，堅持長期運動還可以培養良好而有規律的生活習慣。

運動猝死之預警

經常聽到，某某人在高爾夫球場打球時，突然心臟病發作倒地不起；或某人在健身俱樂部運動時，突發心機梗塞而猝死；又或某人在慢跑時，突發腦溢血或中風。甚至，於世界各地的大小醫院內，醫生、護士在旁監測的運動心電圖檢查，也已經發生不計其數的「猝死」案例。這是為什麼呢？

其實，道理很簡單，這些突發心臟病、腦溢血或中風等病症，日常只是一些如胸悶、心悸、頭暈、頭痛、手麻……等，沒人注意或在意的微小症狀，運動時突然引發這些潛伏的危機，才發生了令人措手不及的猝死。這些令人意外的突發猝死案例，百分之九十幾乎都做了例行健康檢查，而且所有檢查報告大多是正常。

為何發生這種「令醫生都料想不到的」不幸？這是個人特異體質，或是命中註定？還是儀器的誤診，或醫生的疏忽？身為醫生，我不客氣地說「醫生的疏忽」！主流醫生疏忽了人體「能量觀」與「資訊觀」的醫學領域。

當前主流西醫健康檢查的盲點是過度依賴數字（濃度與數量），而疏忽了膽固醇及三酸甘油脂等血脂斑塊，以及血小板的結晶體積大小（如彩圖 8）。當膽固醇、血脂肪或血小板的結晶體積很大時，只需一，兩顆就足以在運動中塞住心腦血管；倘若當這些結晶還沒完全 過去，運動增加了血液循環及心臟加速的情況下，後面又快速來了另一顆大結晶，使得堵塞更加嚴重，更容易引起腦部微血管或心臟冠狀小動脈的阻塞與梗死。

擬定運動方案之前，應先進行詳細的健康檢查、高分倍生物能顯微－滴血檢測。所以，凡是脂肪肝、高血脂症、高血壓及高血糖患者在運動之前，除了作一般全身的健康檢查外，應該增加專業「高分倍（3 萬 5 千倍以上）生物能顯微－滴血」的訊息檢測，先排除各種的潛伏病變與併發症之後，再擬定適當的有氧運動方案與項目，對於自身的體能、體力正確認知，增加運動的安全性是至關重要與必要。

特別是高齡的患者，更應先評估有無膽固醇或三酸甘油脂大體積的結晶，以及心臟疾病、肺部疾病、骨骼，關節疾病或腦神經疾病，並確切瞭解其嚴重程度後，才可進行運動或運動心電圖檢測。因為在運動當中，可能引發低血糖、或

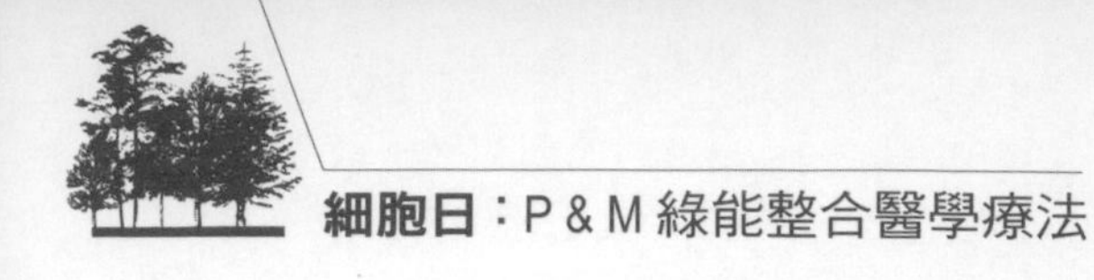

上述大結晶堵塞而引發心肌缺氧的猝死發作。

1）血液訊息檢測：尤其是心、腦血管疾病的預警，受檢者可以親眼看到自己血液中的三酸甘油脂、膽固醇的結晶，脂質斑塊、血小板聚集狀況，動脈粥狀硬化斑塊、脫落的脂肪栓，以及血小板凝聚等的結晶體積大小，從而預測心腦血管栓塞的病變，如中風及心肌梗塞或「猝死」的警訊，得以儘早進行防治方案，還可以追蹤療效的成果。

2）物理肌能檢查：在擬定運動方案時，必須充分評估體能和身體的適應性。測定體能除了身高、體重、基礎代謝率外，還尚需特殊儀器檢測體內血脂肪的體積大小，利用CT及超音波測定心腦血管內血脂肪阻塞情況。從漸進式的運動負荷試驗、心電圖和血壓，以及呼出的氣體分析，擬定安全而有效的有氧運動。此外，從身體的肌力及柔軟性等方面，評估運動的適應性與項目。

3）一般健康檢查：運動時，可能引發的各種疾病或潛在性疾病出現惡化，所以有必要在運動療法開始之前進行全身檢查。除了測量靜態時的心電圖和血壓外，還必須經由運動的負荷試驗，對可能出現的反應進行仔細評估，並且還需檢查眼底、血脂、血糖、肝功能與腎功能。除此之外，務必檢查骨骼、關節等是否發生功能障礙。

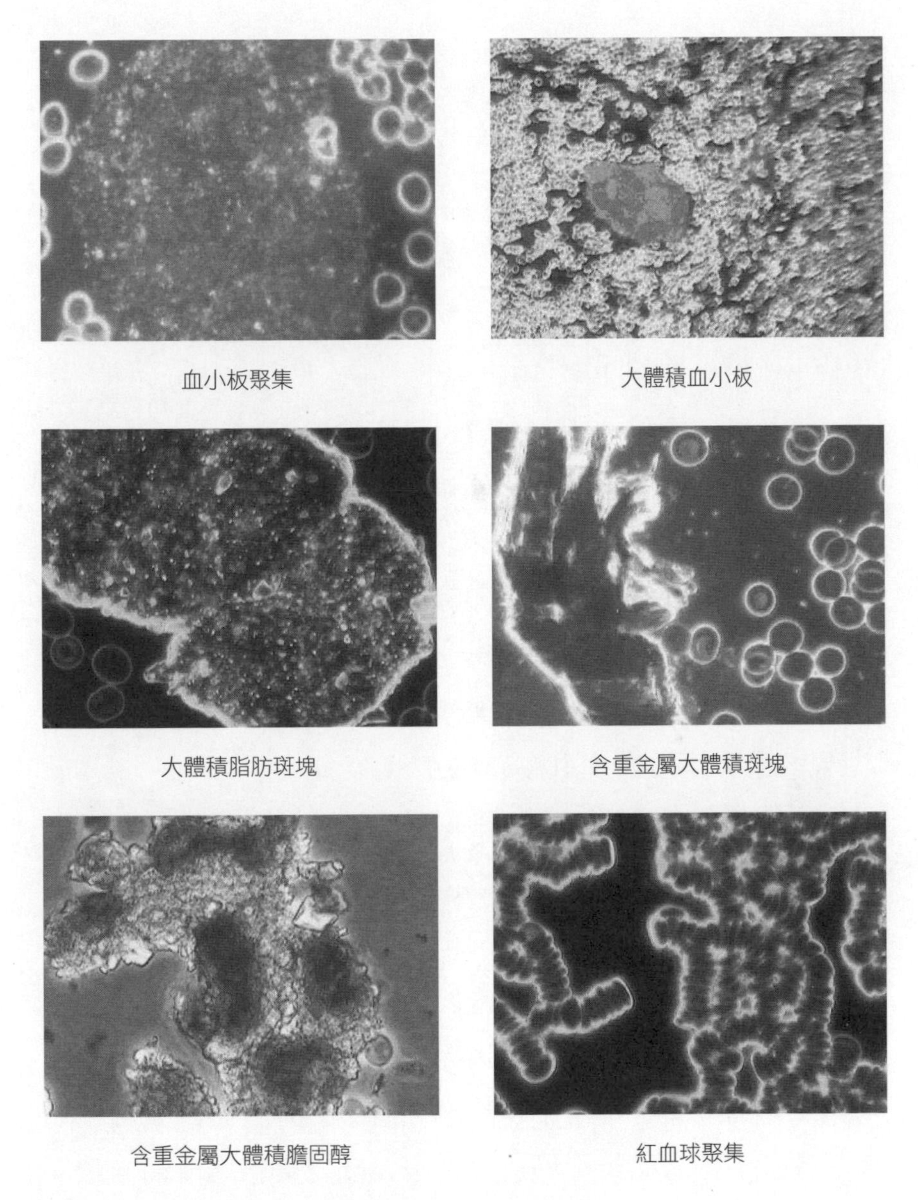

血小板聚集

大體積血小板

大體積脂肪斑塊

含重金屬大體積斑塊

含重金屬大體積膽固醇

紅血球聚集

（彩圖 8，彩圖請見書後彩頁）

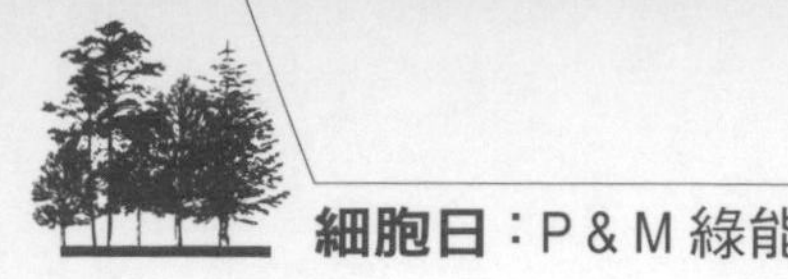

陽光激發自癒潛能

水、空氣與陽光是人類生存的三種基本物質，已經介紹過水的重要性，而「空氣中的「氧」為呼吸所必需，當然不可或缺，為什麼「陽光」也是人類生存的必要條件之一呢？陽光，對於宇宙大自然包括人類的所有生物，是生存與生長最基本、最重要的元素之一。

經由研究發現，所有人體所攝取的營養物質、礦物質與維生素，都各具獨特的陽光能量。無論是自然陽光或人造全光譜的光波，其波長所產生的能量，皆可以穿透人體皮膚、進入體內，與各種化學物質如酵素、內分泌、礦物質等產生互動反應，協助人體合成酵素、必需氨基酸與營養物質，以及分解各種不同類型的廢物與新陳代謝。此外，自然陽光或人造全光譜的光波，同樣具有殺菌的功能。

現代常見的情緒性疾病中，有一種叫做「季節性情緒障礙」（Seasonal Affection Disorder, SAD）。專家發現這種疾病的產生，不僅跟能量相關，也與訊息因素相關。例如，冬天的日照時間短，天空時常處於陰暗狀態，導致有些患者腦部無法製造足夠的神經肽，因而變得鬱鬱寡歡。罹患季節性情緒障礙的患者，經常出現焦慮、體重上升、暴飲暴食、嗜睡、性欲減低等症狀，嚴重者甚至會因為憂鬱難解而自殺。

此外，患者以女性居多，尤其是「晝短夜長」或長時間不見陽光的北歐地區最常見。

目前，治療「季節性情緒障礙」的方法之一，就是讓患者儘量接觸陽光，避免長時間處在陰暗處所，甚至只要長時間開著燈都可以減少發作機率，由此可見陽光的重要性。

陽光具有能量是毋庸置疑的，經過最近幾十年的研究，科學家已經可以利用太陽能來發電，倘若能有效利用「陽光的能量資訊」，勢必可以改善多數人的健康狀態。例如，學童及少年經常在電腦螢幕前一坐即數小時，對眼睛造成的極大負擔，如何善用自然陽光或人工全光譜的光線，對現代人的眼睛及身體健康益顯重要了。

訊息能量水激發自癒潛能

從前交通不方便，出一趟遠門往往要幾個月才能回來，家人難免擔心遠行者水土不服而生病，長輩們都會殷殷交代，遠行者在口袋裡放一把故鄉的泥土，順便帶幾瓶故鄉的水。因為水與泥土都帶有家鄉的能量訊息，除了水可以沿途解渴之外，還能解思鄉之苦，同時維持身體機能的正常運作，不致生病。

最新的科學研究發現，世界上只有兩種分子可以儲存或捕捉能量訊息（頻率），那就是「水」與「矽」，譬如電腦

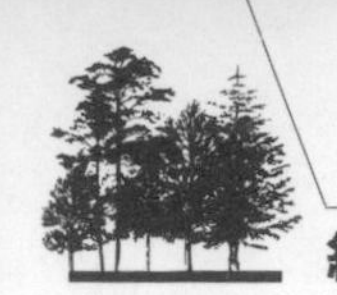

計算機晶片就是充分運用矽能記憶的特性來儲存數據。在地球上，水的分佈與數量遠超過矽，而且比其他物質更具有多樣性，況且科學家已經證實水分子本身不但具有特殊訊息，地球上的水還能記錄地磁波，並且涵蓋 3～300 千赫的低頻波與非常低頻波，範圍相當廣泛。換言之，不同地方的水能記錄不同地方的訊息，如流過礦質區就帶有該區礦物的訊息，流過沙質土也會帶有該地沙土的訊息。

日本的江本勝研究發現，水能傳遞並儲存頻率訊息，好的水、沒有受到污染的水，經過冷凍後以電子顯微鏡檢查，可以看到水分子呈六角形結晶，這一發現受到舉世矚目，認為是「水具有能量」的最直接證據。此外，江本勝還發現水能傳達與儲存語言的能量資訊，對於相同意義的語詞產生類似的結晶圖案，當人對水傳達善意、常說好話等訊息時，則會產生六角形圖案；當人表現惡意或惡言相向的訊息，水就無法形成漂亮的六角形結晶體，反而呈現混亂的結晶體。

「水能傳遞能量訊息」已經廣受認同，「喝好水保健康」的觀念也逐漸普及，腦筋動得快的商家順勢推出「能量水」，經過大力推廣之下，儼然已經成為飲用水的主流。有的廠家甚至號稱產品經由高僧或特異功能加持，飲用之後不僅能治百病，還可以抗癌，猶如仙丹妙藥，令人不禁質疑其誇大之詞。

「能量」應該是無形的，肉眼根本無法看出水中是否含有能量，頂多只能從水質的清澈度判斷有無污染而已，何況多數的能量都有「半衰期」的特性，隨著時間流逝而減弱或流失。既然如此，到底有沒有「能量水」呢？答案絕對是肯定的。偉大的科學家愛因斯坦早就證明瞭「所有物質都具有能量」，而且「物質與能量可以互相轉換」。我們甚至可以說臭水溝中的水也含有能量，但那是化工場所排出的「有害能量」，其中可能帶有重金屬或輻射物，絕對不利於人體與大多數生物；但對某些特殊生物（如蚊子幼蟲：孑孓）而言，也許就是最好的「能量水」。

我一再強調，能量沒有好壞，只看是否適不適合而已，既然如此，我們該如何判斷「能量水」適不適合人體呢？哪些能量才對我們有益的呢？根據我們從事能量醫學十多年的臨床經驗，認為最好、最簡易的方法，還是使用「臂力能量測定法」，我們曾經運用這種方法，測出大悲咒水跟普通水的差別與不同。不管是在購買或飲用「能量水」之前，不妨先花一兩分鐘以「臂力能量測定法」，檢測該能量水的能量強弱，同時測試自己當天的體能狀態與需要，再自行評估飲用之後，到底會增強還是減弱人體自身的能量，並藉此找出最適合的用量。其次，還要留意「能量水」的製造日期，因為即使「能量水」為真，只要存放超過三天之後，能量資訊也會衰減大半，而失去應有的效用。所以說要慎重選擇，才不會適得其反，甚至影響健康。

另外，要特別注意的是，不管「能量水」來源為何，務必留意水質是否受到污染。一般而言，如果是受到輕微化學污染的水，可以高溫破壞其化學結構，例如煮沸一小時以上即可；受到金屬污染的水，則用過濾法或滲透法除去有害雜質；即使受到病毒污染的水，還可以用臭氧殺菌法或高溫殺菌法處理。如果不幸的，喝到受污染的水，也不必過度擔心，只需每天用 960 毫升的蘋果醋泡澡（水溫四十攝氏度，一次泡十五到三十分鐘），也有助於排出體內的毒素；若有必要，還可以配合服用碘類物質，或以「綠能融合療法」排解毒素。

但是，如果使用受到污染或不符標準的能量水，造成肝細胞損傷，那就不是上述方法可以輕易解除的了，則需要「綠能融合醫學療法」來解除。雖說，宇宙萬物都有能量，但一定要與其彼此適合的能量場，才有互補、共振與增強之效果。如果不合或不適當的能量訊息或能量水，反而可能消耗器官細胞的能量而影響器健康。因此，我們建議大家自己製作「光譜能量水」，既安全又能切合自己的需要，一舉數得。

DIY「光譜能量水」——陽光能量水

「量子力學」之父，即人稱「現代愛因斯坦」的費曼博士，曾說：「科學存在的必然條件，就是要擁有不被大自然預設立場限制的胸襟；科學進步的必須條件，就是要有執行實驗的能力、誠實報告結果以及解釋數據的智慧。」所以我們願意公開已經研究並應用多年的「光譜能量水」製作方法，希望能達到拋磚引玉之效，若能讓需要者獲得健康與快樂，那就「物有所值」了。

「光譜能量水」的製作方法很簡單，首先依照身體的需要，選擇不同顏色（紅、橙、黃、綠、藍、青、紫）的杯子，倒入八分滿的天然礦泉水或純水」，再蓋上玻璃杯蓋，放在強烈的陽光下曬滿三個小時，即可倒進保溫杯中慢慢飲用。

杯子的材質以有顏色的水晶杯為最佳，因為水晶杯本身就帶有能量，裝水、曬太陽之後，還能記錄、傳導及保存光譜的能量訊息。其次，是採用有顏色的玻璃杯或透明玻璃杯，但在杯子外面需包覆一張「標準顏色」的玻璃紙（類似糖果紙，但顏色需單一、純正；如紅色就是百分之百的正紅，黃色就是百分之百的正黃），當陽光照射時能在水中透出所需要的顏色。

至於顏色的選擇，可以依照以下幾個大原則：

Ⅰ.五色對應五臟概論

一般而言，貧血、血壓低以及有關心血管問題者，宜用紅

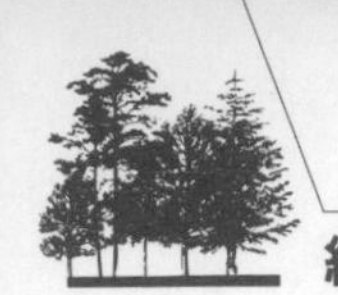

色；腸胃較弱者，譬如常感腹部脹氣或受便秘困擾，有關消化問題者，應用黃色；氣管炎、喉嚨發炎有關呼吸系統者，可用藍色；肝臟病變者則用綠色；腸炎或大腸病變患者，先用藍色再用黃色；如果睡眠品質不好者，可用紫色和藍色。

II.「七脈輪」概論

瑜伽修行者將人體的能量來源歸納為七個脈輪，分別是頂輪、眉輪、喉輪、心輪、太陽輪、臍輪和海底輪；如果要加強、補充身體能量，就要常喝能量水，其原則為：頂輪對應紫色杯水，眉輪對應青色杯水，喉輪對應藍色杯水，心輪對應綠色杯水，太陽輪對應黃色杯水，臍輪對應橙色杯水，而海底輪對應紅色杯水。

七脈輪，源自印度及藏教的醫學與人體的能量觀。印度曾經是英國附屬國，因此，歐美的光譜能量觀，大多採用印度「七脈輪」的色彩。然而，十多年的臨床經驗中，我們卻發現採用「七脈論」概念的光譜療法，補充及增強人體的七個能量中心，只能達到保健之效；若採用中醫的「五色對應五臟」概念的光譜療法，才能夠激發器官細胞的自癒作用，逆轉病變達成理想療效。

除了依自身的需要選擇顏色之外，還要注意的是「一次用兩色」的順序原則；一天最好只用一種顏色，增強一個器官能量即可，最多用兩種顏色。換句話說，每天選擇最需要加強能量的一至二個部位或器官，服用自製「光譜能量水」，不要「貪多嚼不爛」，否則反而會導致能量的互相抵消。

飲用能量水的順序，不妨依據中醫五行生剋原理，譬如腸炎患者一定要先用藍色再用黃色，也就是將好水分別盛在藍色、黃色水晶杯中，製成能量水後，分別倒在不同的保溫杯中慢慢飲用。但是，每次都要先喝藍色水杯的能量水，再喝黃色水杯的水，不可以混著一起喝，否則無效。睡眠質量不好者也一樣，一定要先喝紫杯水、再喝藍杯水，不要弄錯了。脂肪肝及肝功能不正常者，先喝紫杯水（水生木，腎主水、主黑「其實是紫色」），再喝綠色杯水。又例如今天覺得講話中氣不足、呼吸不順暢，想要強化肺部功能，而肺與大腸相表裡，則大腸對應黃色、肺對應藍色。其他原則大約如下。

1）若要調養脾胃消化系統，因為胃腸相表裡，脾、胃都對應黃色，所以只要全天都飲用黃色能量水即可。

2）如果感覺容易疲勞、沒有精神，或因為熬夜、過勞或喝了較多的酒，想要補肝，只要全天飲用綠色能量水即可。因為肝膽相表裡，而肝對應綠色，膽也對應綠色，綠色能量水有提神抗疲勞效果。

3）如果有小便頻繁、尿急或多尿症狀，或者已出現前

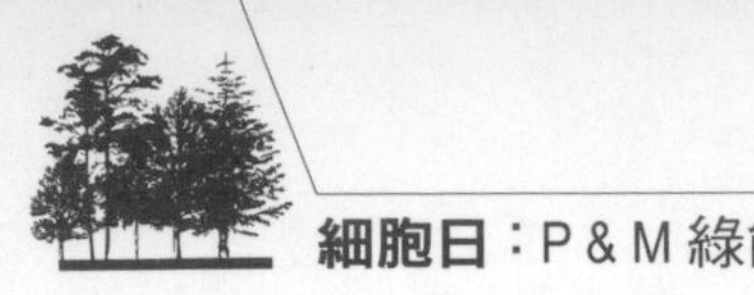

列腺肥大現象，想要補腎只要全天都飲用橙色能量水即可。因為腎與膀胱相表裡，而腎與膀胱均對應橙色，橙色能量水有較好的補腎作用。

4）若出現胸悶、心悸、血液流通不順等心血管疾病前兆，想要改善心臟機能，只要中午以前飲用紅色能量水，午後再喝黃色能量水，就有強心健脾、促進消化吸收之效，避免過早出現心血管疾病。因為心與小腸相表裡，而心對應紅色、小腸對應黃色，而且中醫五行認為「火生土」，這種搭配具有較好的效果。

III. 應用「相生相剋」原理

中醫既有「表裡對應」關係，還有「相生相剋」理論，可以多加應用以協調器官能量，促進身體健康發展。

1）腎氣虛者，依照「金生水」原理，最好選擇藍色能量水以補腎氣。

2）肝火旺者，依照「金剋木」原理，適合選用藍色能量水以降肝火。

3）肺氣虛者，可以依照「土生金」原理，選用黃色能量水以補肺氣。

4）心火旺者，可以依照「水剋火」原理，選用黑色或橙色能量水以降心火。

IV. 臂力能量測定法

有人認為只要把握中醫理論「虛則補之、實則瀉之」的原則，靈活應用即可。事實上，掌握好分寸相當不容易，最簡易的方法還是以「臂力能量測定法」選擇，其準確度達八九不離十了。將各種顏色的杯子，再使用「臂力能量測定法」，測定那一種顏色杯子，令右手臂力能量最強，即是最需要的顏色能量水。

依照多年的經驗，如果每天飲用DIY的光譜能量水，一星期之後，多半就可以覺察到體能正在增強（有些人甚至第三天就能感應到）。一個月後，再用臂力能量測試法檢驗該器官的能量，將會令你驚喜萬分。因為我們的身體時時刻刻都在進行新陳代謝，代謝出來的廢物必須經由肝、腎、大腸、肺、皮膚等器官排出體外，如果我們每天攝取的水分不足，或未針對特定器官細胞進行排毒時，這些毒素必然累積、伺機作怪。如果能夠堅持輪流飲用DIY「光譜能量水」，可順利解毒、排毒，可以說是最經濟實惠的「體內環保」。

由上可知，當預防脂肪肝或肝臟的保健時，我們可以自製綠色光譜能量水，以能量水中綠色光波的訊息，激發肝細胞的潛在能量，促使肝細胞活力增加，則肝臟功能自然增強，達到真正「純綠能」且無污染的「保肝」效果。但是請注意，能量水只能夠保健或預防而已，它需綜合其他物質、

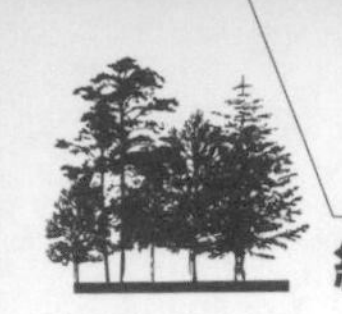

能量、訊息三方面的整體療法，才能達到理想的療效，缺一不可。

DIY排毒的「自癒」作用

根據科學報導，人體的能量來自細胞中的線粒體，線粒體就像細胞的發電廠，產生能量以維持細胞正常的新陳代謝。一旦器官細胞線粒體的功能失調，細胞無法獲得充足的能量，器官功能就會逐漸退化、衰弱。

目前已知，造成線粒體功能失調的原因約有五種：受到毒性物質攻擊，而引起細胞膜滲漏、糖代謝取代脂肪代謝、細胞缺氧或缺乏輔酵素（輔酵素帶有電子，一旦缺乏就無法產生足夠的動力，目前最受矚目的為輔酵素 Q_{10}），以及安培量（AMP）不夠，其中影響最大的還是前兩項的毒物攻擊及糖脂代謝失調。因此，如何 DIY 排除體內毒性物質，相當重要。

自體代謝毒素

細胞中的毒性物質來源廣泛，比如環境污染帶來的金屬與化學毒物、細菌或病毒感染（包括黴菌與寄生蟲）、酒精濫用（酗酒或飲酒過量），以及自體代謝所產生的毒素等等。來自體外的毒素，大家幾乎都已經耳熟能詳，相關的報導已經汗牛充棟，所以無須再多加說明；而「自體產生」的毒素也種多類繁，只是我們「習焉不察」而已，主要來自口腔、鼻腔、腸道與泌尿或生殖道。

1）口腔毒素：因為飲食、清潔不徹底，以及食物受到污染所致，口腔成為各種細菌、黴菌、病毒等的寄生溫床，一旦不小心出現咬傷、燙傷、割傷，或因拔牙、蛀牙發炎、根管治療失當、假牙或牙套不適合、牙洞未妥善填補，甚至齒縫過寬使得菌叢有機會深入牙齦組織或牙根，就容易導致齒齦炎與牙周病。一旦細菌進入血液循環，則可能在傷口近處形成膿瘍（多發生在口腔與臉部），或造成頭頸部淋巴結發炎、腫大、疼痛，嚴重時還可能擴散至全身，誘發敗血症與毒血症，威脅到生命安全。

其中經常被大家忽略的是「補牙銀粉」問題，過去只要牙齒有蛀牙、缺破，治療過後一律填上「銀粉」。然而，所謂的「銀粉」，成分並不是銀，其中高達百分之五十為汞，汞是一種典型的毒性物質，其毒性比鉛還大，而且沒有「最低無毒劑量」，因此數量再少都會對人體造成損害。

汞是一種強力的線粒體活動抑制物，進入人體之後會損害腦神經，影響甲狀腺、腦下腺、腎上腺、心臟分泌腦激素及酵素的功能，降低免疫系統功能，抑制正常的淋巴系統作用。據估計，我們每填充一個牙洞，就相當於讓 780 毫克的汞進入體內，這是正常人一百年的攝入量，如果經常補牙或

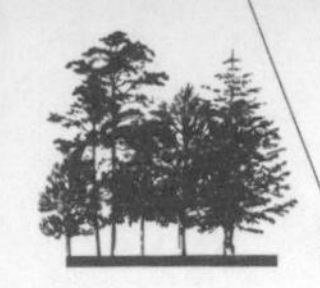

一年補幾次，其影響更是驚人。雖然汞不會直接進入血液，但常隨著咀嚼、刷牙及飲用熱湯等液體而釋放出來，長期威脅身體的健康，值得慶幸的是，近幾年來補牙銀粉的使用量已經漸漸減少，但讀者仍應多加留意，補牙之前最好先請教一下醫師。

2）鼻竇炎：不論是過敏引起的發炎，或已經變成慢性鼻竇炎，都會產生自體毒素，這也是一種很常見的毒素來源。鼻竇炎是因為體質、飲食不當或吸入異物而誘發，患者很容易因為自由基、過氧化物免疫球蛋白、免疫複合物等過敏源入侵而誘發症狀。這些毒素會與肝細胞髒的線粒體產生反應，進一步增加肝臟負擔、損耗肝細胞功能。

3）腸道：消化科醫師有時會把腸道比喻做人體的內在下水道，因為不管我們吃進什麼食物，經過消化、吸收之後，剩餘的東西一律要經過腸道，停留一段時間之後，再由大腸排出體外。而腸道中有數以千萬計的細菌、黴菌、寄生蟲、發酵腐敗物、未完全消化的食物，以及農藥殘留、防腐劑等等，這些數量龐大的廢物所產生的毒素，實在不容忽視。因此，人體要花費很多心力來維護腸道健康，包括增加好菌的數量以抑制壞菌增長，同時分解毒素、增加腸道蠕動，以便盡速將糞便與毒素排出體外。曾有專家研究後發現，人體的免疫作用大約百分之九十都作用在腸道中，如果免疫系統失調或衰退，腸道送出的血流無法在肝臟中解毒，毒素便進入體內循環，威脅人體的功能，導致中毒、老化，或提高罹患慢性病、以及癌症的機率。

4）泌尿與生殖道：在正常情況下，尿道及產道中都會有正常菌落存在，以維持一定的酸鹼值，避免有害菌侵入而造成感染。如果這道防線失守，細菌長驅直入，就可能誘發慢性膀胱炎、前列腺炎、尿道炎、盆腔炎、子宮內膜炎等。即使在治療過程中持續服用化學藥品，也同樣會產生大量毒素，更加危害體內肝臟的健康。

所以，如何有效排出毒素，已經成為現代人必須努力研究的課題。

體內主要毒素——二氧化碳的酸水

二氧化碳是人體代謝的廢料，也是自身產生最大量的毒素，而紅血球是二氧化碳的主要載體，紅血球還具有催化二氧化碳與水結合的功能，當其功能效率不彰時，紅血球收集代謝廢物二氧化碳的效率也隨之減弱，無法有效地排出二氧化碳，酸水因此堆積於組織細胞內，形成水腫。因此，貧血的人容易引發水腫，生理期間的女性也比較容易水腫。

所以，排毒最主要是排除二氧化碳的酸水，這類酸水毒素是體內堆積二氧化碳而造成缺氧，若沒有及時清除，酸水

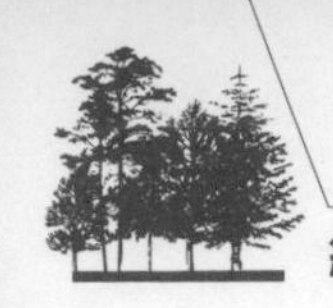

毒素則會繼續擴大，造成整片組織酸化，進而器官喪失功能，甚至細胞溶解。酸水的堆積更會造成細胞間質的空間變大，細胞與細胞、細胞與微血管之間，通暢度大打折扣變得更加寸步難行，不論氧氣的供給、營養的交換、廢物的排除，都會逐漸困難重重。此時，人體呈現亞健康狀態。

當體內器官細胞間質中，具有碳酸根（HCO_3^-）及氫離子（H^+），則降低了細胞的滲透壓而積水，結果加大細胞間質的空間，阻礙了運送氧氣到器官細胞，器官細胞被迫進行無氧代謝而產生乳酸；又因為乳酸能自由進出細胞膜，讓細胞間質的乳酸含量隨之升高，此時在細胞間質中之乳酸分解為H＋與乳酸根，導致滲透壓大為減少，也就引來更多的液體滲入細胞間質之中，因此陷入惡性循環而更進一步的酸化。此時，細胞間質之 pH 值可達到 4 的酸化。

這種進一步酸化，將誘發更嚴重的細胞病變，此時如果能供應新鮮血液（含氧量高），則組織細胞仍能在幾分鐘之內，由血液帶走大部分乳酸與二氧化碳，原本酸性的細胞間質馬上中和為微鹼性，pH 便恢復到 7.4，因此逆轉且消除病變。

但是，如果血液循環持續惡化，則體液將繼續變酸，病變也會越來越嚴重，細胞內的能量（ATP）供應不繼，鉀與納離子的交換無法進行，則細胞膜的電壓將越變越高。此時，細胞的穩定性嚴重受損，就容易發生交感神經失調、焦慮、失眠，任何風吹草動就令人心神不寧、疑神疑鬼、杯弓蛇影……等等精神耗弱的症狀。而且這種現象引起惡性循環，心神越不寧、神經越運作，結果細胞膜的電壓更升高，細胞的穩定性也更差。

當人體在這個階段，細胞間質的腫大或水腫還很容易恢復，只要血流順暢供給充足氧氣、運走二氧化碳，新的氧氣可提供細胞粒腺體產生新的 ATP，幾個小時後就能恢復正常功能。當酸性液體經由靜脈血管運走後，細胞膜電壓下降或恢復正常，激發了細胞的「自癒作用」，人也就神清氣爽、樂觀進取了。

這個階段的酸水，最容易堆積在腦部、肝臟、關節，以及深部肌肉，因為二氧化碳很容易在細胞之間遊走，而腦部及肝臟又是二氧化碳產量最大的器官。人體皮膚則比較不會產生這種酸水，因為皮膚的酸水會直接穿透表皮，蒸發於空氣中；皮下淺層軟組織也有像腎小球一樣的汗腺，把酸毒與體液一起以出汗的方式排出體外。

初期水腫不容易由外表看出，即使全身肌肉都發酸了，仍不易在皮膚下看到積水，當大部分酸水（毒素），由一些細胞中洩漏到細胞間質，又無法由淋巴運走時，此時體內水腫已進入嚴重階段。如果再嚴重些，長時間受到壓迫的器官細胞，開始溶解、病變或死亡（任何細胞到了將要死亡的時候都會溶解的）。

人體內細胞酸化、水腫與腫大時，是最重要的保健黃金時期，然而，現代主流醫學卻一直未能關注和察覺。當酸水毒素沿著這軌跡一步一步侵蝕人體時，細胞間質成了一個大空間，器官細胞的免疫力開始減弱了，容易成為細菌、病毒或癌細胞盤踞的根據地，並由此繁殖、擴散造成嚴重的病變，或是長期盤踞而衍生成為慢性病。當毒素不斷散發，使得組織酸化及發炎、細胞衰弱且突變，進而呈現各種器官功能退化與老化的現象，甚至引發癌症、腦中風……各種更可怕的疾病。如何促進血液循環，增強人體細胞的排毒功能，才是重要的預防醫學，我們多年臨床經驗所發現的「綠能融合醫學療法」正具有如此功效。

簡易DIY排毒法

人體的排毒途徑主要是淋巴系統、腎臟與肝臟三種：

1）淋巴系統：細胞將廢物運送到淋巴系統，再排出體外。

2）腎臟：淋巴液攜帶細胞所代謝的廢物進入血液，而後經由腎臟將毒素析出後，送到膀胱並隨尿液排出體外。此時，必須攝取足夠的水分，這樣既可增強排毒功能，還可避免慢性脫水。

3）肝臟：另外的血液進入肝臟，處理最後剩下的毒素，經腸道排出體外，此時需要有足夠的高纖維以促進腸道蠕動，預防便秘，慢性便秘是腸道聚積毒素的主因。

以下介紹簡易排毒法：

I. 淋巴系統排毒

經由運動與靜止兩種方式，加速淋巴液回流到血液循環系統的速度，其中最有效的還是運動。

A）運動排毒法：

1.搖擺手臂　每三十分鐘搖動手臂一次，或每天早晚做一百下肩外繞圈運動（兩手臂做大幅度繞圈，或兩肩膀同時向前或向後畫圓運動），以防止五十肩及乳房病變。如果能夠同時在乳房周圍按摩以促進血液循環，效果更佳。

2.側踢腿　左腿站穩，右腿往側上方斜踢一百下，然後換右腿站立，左腿再以同樣的動作斜踢一百下。

B)靜止排毒法：

最重要的是，每天都要有足夠的時間平躺，躺下可讓淋巴液隨重力回流，同時讓身體在睡眠狀態下進行排毒及組織修護，恢復身體原本的弱鹼性。所以，大家應該重視睡眠的

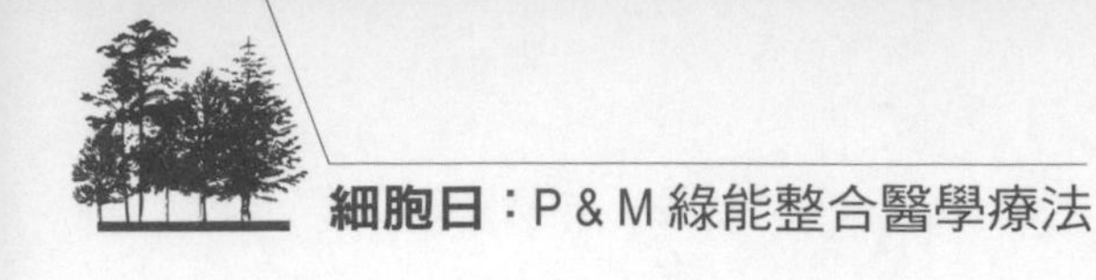

時間與質量，最好不要熬夜或過度疲勞。

II. 簡易斷食排毒：

每個月進行一至二次，每次三十六小時。譬如星期六不吃晚餐，星期天開始斷食，星期一再開始吃早餐，其間完全不進食。但在斷食期間每天必須飲用 2000 毫升的好水，一次 250 毫升，分八次喝完。如果覺得淡而無味、不易喝完，也可在水中添加檸檬、酵素、乳酸菌等，也可飲用藥茶（如金線蓮茶或牛蒡保養茶）。整個人儘量放輕鬆，並保持心情平靜。(什麼都不吃不喝，是錯的，小心！)

III. 泡澡排毒法：

洗澡排毒法需要連續四周一個循環，前三周分別添加蘋果醋、小蘇打、瀉鹽與天然海鹽於水中，讓身體浸泡一段時間，第四周則休息不泡，其步驟如下：

1. 第一周用「蘋果醋」泡澡排毒，以解輻射毒及化學農藥毒。方法為將 960 毫升的蘋果醋加在浴缸中，水溫維持在四十攝氏度左右，先將身體沖洗乾淨後，再儘量將脖子以下的部位都浸泡到醋水中，泡過之後再沖洗乾淨。第一次泡澡至少維持五至十分鐘，之後再逐漸加長時間，連續泡一個禮拜；也可以隨個人喜好或習慣，選擇每天泡或隔天泡，但一星期至少要泡兩次。

2. 第二周改用「小蘇打」及「瀉鹽」泡澡，以解輻射毒。方法為用一磅小蘇打，加一磅瀉鹽（Epsom salt），一起倒入浴缸中，再注入四十攝氏度的水浸泡，方法同前一周。

3. 第三周再改用一至兩磅的「天然海鹽」加入浴缸中，洗法同前二周。第四周休息不泡。之後再視需要決定是否繼續。

以上的簡易斷食與泡澡排毒，可以任人選擇，一般而言以每兩個月至三個月做一次，就可以幫助全身排毒。

IV. 蔬菜排毒法——為期一個月

蔬菜排毒法必須為期一個月，才會有顯著效果，詳細過程如下：

1. 早上起床先喝兩杯 240 毫升的熱薑水，再吃水果（以葡萄、奇異果、蘋果為佳）。三十分鐘後吃一碗穀類（以小米、糙米、蕎麥為佳），調味料建議用海鹽及少許的草藥末。

2. 午餐吃一碗蒸蔬菜，最好每天輪流食用根、莖、葉不同樣式，並加入少許橄欖油或菜籽油。

3. 點心喝蔬菜汁，搭配海鹽及海帶。

4. 黃昏時喝些藥草茶，以枸杞子、大麥茶、決明子、菊花茶、金線蓮、仙草茶為佳。

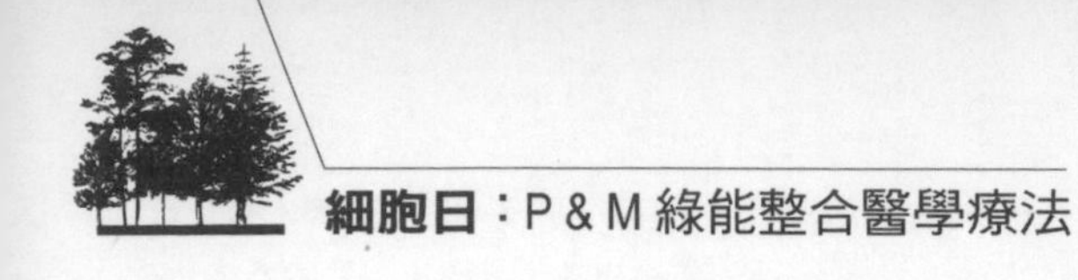

V. 遠紅外線照射排毒法

遠紅外線能穿進皮膚一寸半至三寸半，即 3.75 至 8.3 釐米，可促進血液循環，排出體內滯留的毒素，還有助於預防心臟病。但照射時間需由專業人員指導。

VI. 貼腳排毒法

睡前用熱水洗淨雙腳後，用「竹醋貼片」貼腳。竹醋貼片是日本人近年發明的，在日本用品店可以買到，研究顯示，以孟宗竹加工製醋，有排毒、排濕效果。

VII. 泡腳排毒法

在溫水中加入中藥浴鹽，泡腳十至十五分鐘後，擦乾並塗上維生素E、維生素A、蓖麻子油等，最後穿上寬鬆棉毛襪睡覺。

以上各種 DIY 保健排毒，有助於減輕器官細胞的功能負荷。人體不論從口進入，呼吸，皮膚接觸……等途徑而受毒素的污染，最終的解毒完全靠體內器官細胞的功能，如果器官細胞負荷不了時，本身也會被「毒化」，終而導致「癌症」的病變。在此再度提醒，以上任何排毒都是輔助的保健功效，千萬別被商業誤導而傷害健康。然而，嚴重的毒污染還是得仰賴整體治療。

以汽車保養概念來保健

許多病友，當多年的長期慢性病變逆轉且恢復正常後，最關心、最常問的問題是，以後如何自我養生、如何預防復發？

我們常將人體比喻成一部汽車，心愛的車只要跑了五千至一萬公里以後，就要定期進廠保養；有時也要「整修門面」，清洗打蠟讓外表看起來很亮眼。假如一部新車，兩三年都不換機油，不檢修保養，可能不久就要報廢了。可是，多數人每天忙於工作或生活，數十年如一日，幾乎很少停下來好好休息一下，順便保養身體，直到健康亮起了紅燈才驚惶失措、怨天尤人，卻往往已經來不及了。

總之，引發人體病變的危險因素是多方面的，必須儘早採取綜合性的防患措施，才能防止體內器官細胞病變的再度形成。因為「人之本性」好逸惡勞，無法排除這些引起人體病變的危險因素，不妨以保養汽車的概念，定期採用「綠能融合療法」，每隔半年或一年進行一次「器官細胞大掃除」，將多年來沉積於器官細胞的廢物與毒素，予以清除，讓人體器官細胞生存於綠能的空間與環境，激發其功能與動能的「自癒潛能」，逆轉其病變與病症，維護活力與健康。

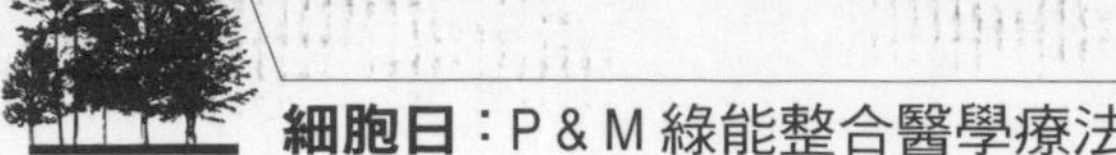

附　　錄

幹細胞、活細胞與基因改造的時尚療法

近年來，人類科技轉入生物域領的研究與探索，為人類尋求健康與長壽，已成為一種熱門且時尚的話題。這些研究發現，發現人體器官功能的衰退、老化與病變現象，其根源來自人體細胞的衰老與病變，甚至細胞的基因出了問題。因此「幹細胞」、「活細胞」、「基因改造」、「胎盤素」等等療法，如雨後春筍般，於國際上因應而生，成為抗老化、抗癌、青春永固的時尚醫學。

許多企業成功人士、貴婦、佳人、影藝歌星趨之若鶩。甚至組團遠赴瑞士、法國、烏克蘭，近則日本、韓國，一擲百來萬的團費，期望獲得青春永駐、身體健康、活力充沛。然而許多人反應，這種時尚療法雖然有些效果，可惜只有「曇花一現」，並沒有想像中的效果。許多人，仍然照樣發生中風、腦梗半身不遂、心肌梗塞、癌症等病變，因而不少人認為上當受騙。

一些「病友」經常提出詢問：「這些時尚療法你們認不認同？會不會？有沒有採用？」事實上，我們相當認同，並也會採用這些時尚療法。但需要配合一個先決條件——綠化人體內器官細胞的生存環境——重視「細胞日」。這些「幹細胞」、「活細胞」、「胎盤素」「基因改造」……等時尚療法，其原理與機轉有如農夫在種植蔬菜水果。人體老化或病變的器官細胞，經由「原始幹細胞」、「活細胞」、「胎盤的荷爾蒙素」，「細胞基因的調整」等方法的作用，其目的在於激發那些奄奄一息的器官細胞，能再恢復活力與功能。可是所有農民都知道，如果種植蔬果的農地，多年疏於翻耕施肥，土地早已嚴重欠缺滋養的元素，或受各種「重金屬」的汙染，不論以多麼新科技的基因改造或種植方法，一定種不出健康的植株以及豐盛的收成。人體的器官細胞也是同一自然道理，當人體的器官細胞生存于缺氧、缺營養，泡在CO_2、廢物毒素、重金屬及磁能場等干擾汙染的環境裡，我們用再怎麼新穎的生物科技或時尚療法，甚至移植一個新的器官，都同樣達不到理想療效，頂多就如前面的現象「曇花一現」而已。所以先要有好的、優良的人體器官細胞的內在生存環境，再採用「幹細胞」、「活細胞」、「胎盤素」、「基因改造」，甚至器官移植，才能有理想的療效。因此，我們醫療中心的特色，即在採用這些時尚療法之前，先給予「P & M 綠能整合醫學療法」，改善人體器官細胞的生存環境。

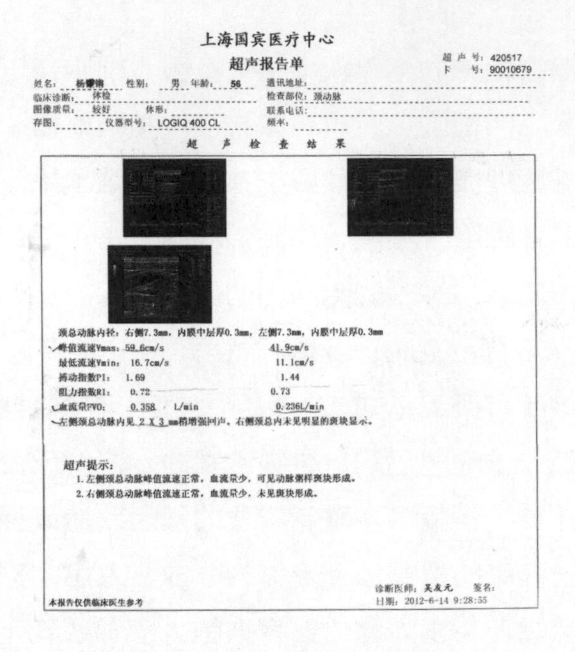

上海国宾医疗中心

超声报告单

超 声 号：420517
卡 号：90010679

姓名：杨[illegible] 性别：男 年龄：56 通讯地址：
临床诊断：体检 检查部位：颈动脉
图像质量：较好 体形： 联系电话：
存图： 仪器型号：LOGIQ 400 CL 频率：

超 声 检 查 结 果

颈总动脉内径：右侧7.3mm，内膜中层厚0.3mm，左侧7.3mm，内膜中层厚0.3mm

	右侧	左侧
峰值流速Vmas：	59.6cm/s	41.9cm/s
最低流速Vmin：	16.7cm/s	11.1cm/s
搏动指数PI：	1.69	1.44
阻力指数RI：	0.72	0.73
血流量FVO：	0.358 L/min	0.236L/min

左侧颈总动脉内见 2 X 3 mm稍增强回声。右侧颈总内未见明显的斑块显示。

超声提示：

1. 左侧颈总动脉峰值流速正常，血流量少，可见动脉粥样斑块形成。
2. 右侧颈总动脉峰值流速正常，血流量少，未见斑块形成。

诊断医师：吴友元 签名：
日期：2012-6-14 9:28:55

本报告仅供临床医生参考

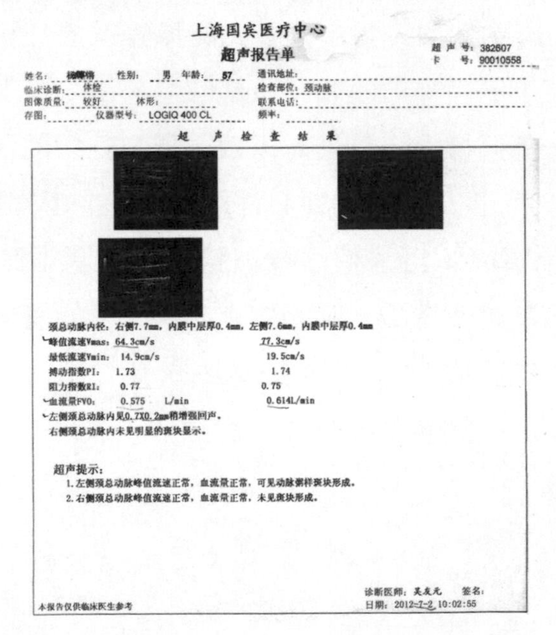

上海国宾医疗中心

超声报告单

超 声 号：382607
卡 号：90010558

姓名：杨[illegible] 性别：男 年龄：57 通讯地址：
临床诊断：体检 检查部位：颈动脉
图像质量：较好 体形： 联系电话：
存图： 仪器型号：LOGIQ 400 CL 频率：

超 声 检 查 结 果

颈总动脉内径：右侧7.7mm，内膜中层厚0.4mm，左侧7.6mm，内膜中层厚0.4mm

	右侧	左侧
峰值流速Vmas：	64.3cm/s	77.3cm/s
最低流速Vmin：	14.9cm/s	19.5cm/s
搏动指数PI：	1.73	1.74
阻力指数RI：	0.77	0.75
血流量FVO：	0.575 L/min	0.614L/min

左侧颈总动脉内见0.7X0.2mm稍增强回声。
右侧颈总动脉内未见明显的斑块显示。

超声提示：

1. 左侧颈总动脉峰值流速正常，血流量正常，可见动脉粥样斑块形成。
2. 右侧颈总动脉峰值流速正常，血流量正常，未见斑块形成。

诊断医师：吴友元 签名：
日期：2012-7-2 10:02:55

本报告仅供临床医生参考

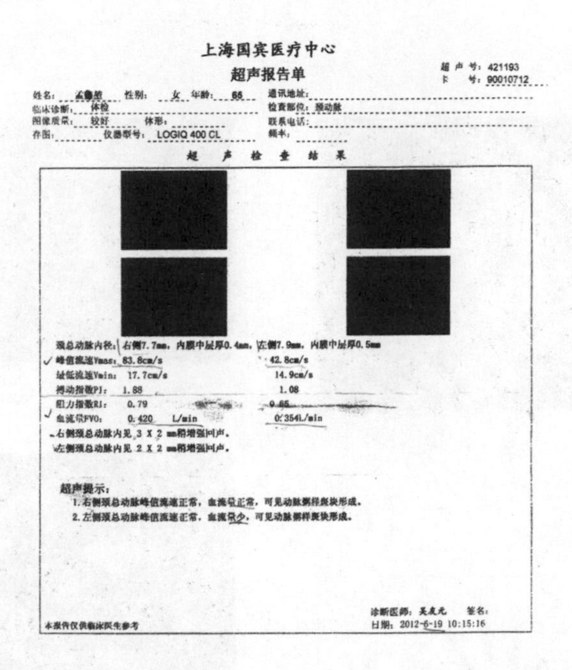

上海国宾医疗中心

超声报告单

超声号：421193
卡号：90010712

姓名：[illegible] 性别：女 年龄：65 通讯地址：
临床诊断：体检 检查部位：颈动脉
图像质量：较好 体形： 联系电话：
存图： 仪器型号：LOGIQ 400 CL 频率：

超　声　检　查　结　果

颈总动脉内径：右侧7.7mm，内膜中层厚0.4mm，左侧7.9mm，内膜中层厚0.5mm
峰值流速Vmax：83.8cm/s　42.8cm/s
最低流速Vmin：17.7cm/s　14.9cm/s
搏动指数PI：1.88　1.08
阻力指数RI：0.79　0.65
血流量FVO：0.420 L/min　0.354L/min
右侧颈总动脉内见 3 X 2 mm稍增强回声。
左侧颈总动脉内见 2 X 2 mm稍增强回声。

超声提示：
1. 右侧颈总动脉峰值流速正常，血流量正常，可见动脉粥样斑块形成。
2. 左侧颈总动脉峰值流速正常，血流量少，可见动脉粥样斑块形成。

诊断医师：吴友元 签名：
日期：2012-6-19 10:15:16
本报告仅供临床医生参考

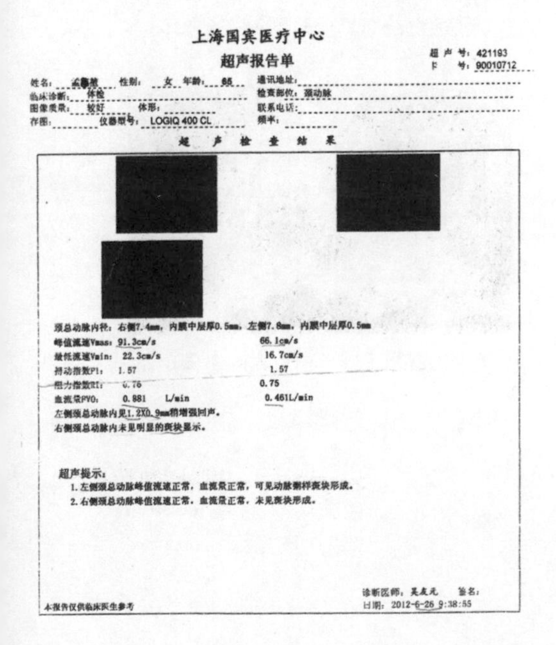

上海国宾医疗中心

超声报告单

超声号：421193
卡号：90010712

姓名：[illegible] 性别：女 年龄：65 通讯地址：
临床诊断：体检 检查部位：颈动脉
图像质量：较好 体形： 联系电话：
存图： 仪器型号：LOGIQ 400 CL 频率：

超　声　检　查　结　果

颈总动脉内径：右侧7.4mm，内膜中层厚0.5mm，左侧7.8mm，内膜中层厚0.5mm
峰值流速Vmax：91.3cm/s　66.1cm/s
最低流速Vmin：22.3cm/s　16.7cm/s
搏动指数PI：1.57　1.57
阻力指数RI：0.76　0.75
血流量FVO：0.881 L/min　0.461L/min
左侧颈总动脉内见1.2X0.9mm稍增强回声。
右侧颈总动脉内未见明显的斑块显示。

超声提示：
1. 左侧颈总动脉峰值流速正常，血流量正常，可见动脉粥样斑块形成。
2. 右侧颈总动脉峰值流速正常，血流量正常，未见斑块形成。

诊断医师：吴友元 签名：
日期：2012-6-26 9:38:55
本报告仅供临床医生参考

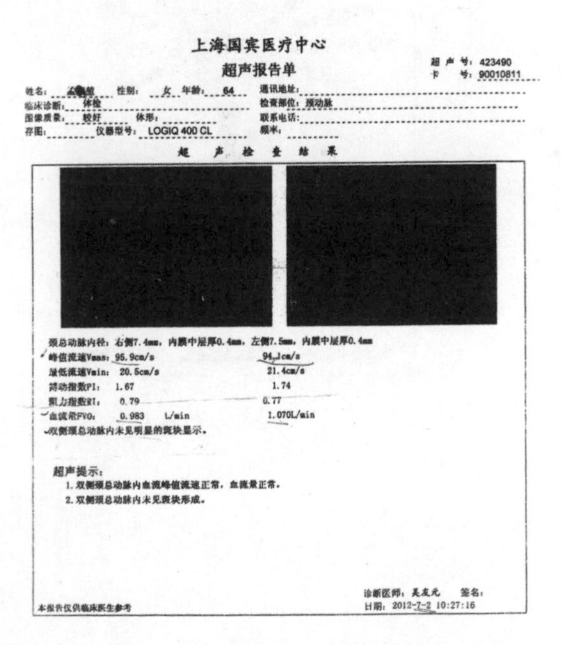

上海国宾医疗中心

超声报告单

超声号：423490
卡号：90010811

姓名：[illegible] 性别：女 年龄：64 通讯地址：
临床诊断：体检 检查部位：颈动脉
图像质量：较好 体形： 联系电话：
存图： 仪器型号：LOGIQ 400 CL 频率：

超　声　检　查　结　果

颈总动脉内径：右侧7.4mm，内膜中层厚0.4mm，左侧7.5mm，内膜中层厚0.4mm
峰值流速Vmax：95.9cm/s　94.1cm/s
最低流速Vmin：20.5cm/s　21.4cm/s
搏动指数PI：1.67　1.74
阻力指数RI：0.79　0.77
血流量FVO：0.983 L/min　1.070L/min
双侧颈总动脉内未见明显的斑块显示。

超声提示：
1. 双侧颈总动脉内血流峰值流速正常，血流量正常。
2. 双侧颈总动脉内未见斑块形成。

诊断医师：吴友元 签名：
日期：2012-7-2 10:27:16
本报告仅供临床医生参考

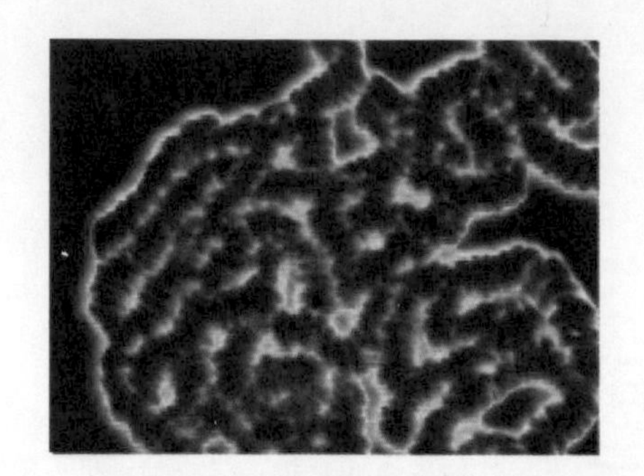

（彩圖 1）

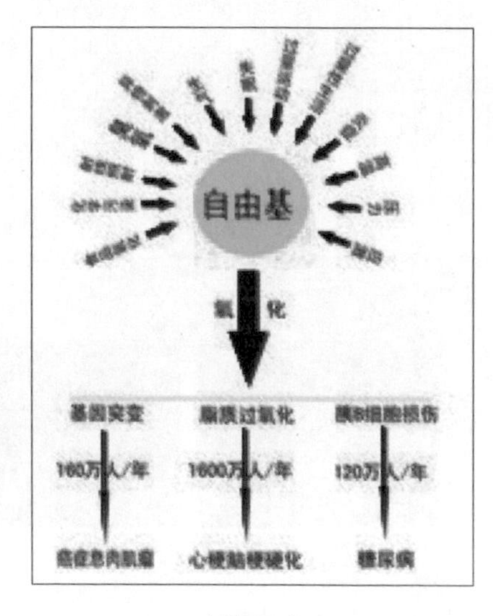

（彩圖 2）

正常功能的訊息——沒有白的 ROTS

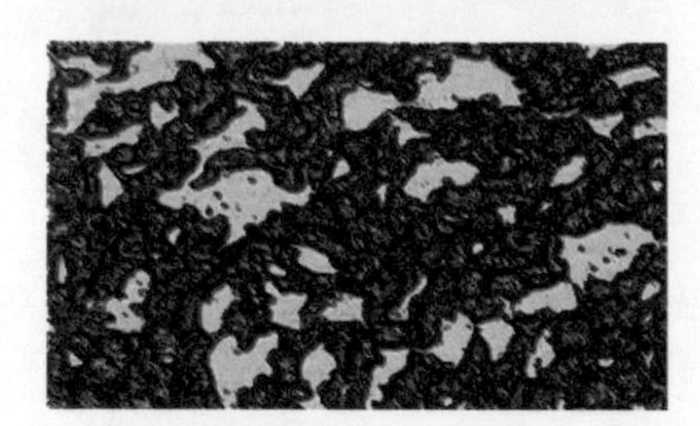

功能衰弱的訊息——很多白的 ROTS

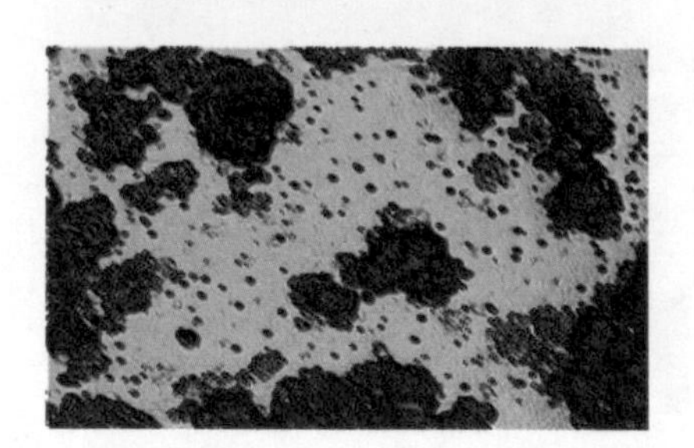

免疫力嚴重下降——巨大的白 ROTS

（彩圖 3）

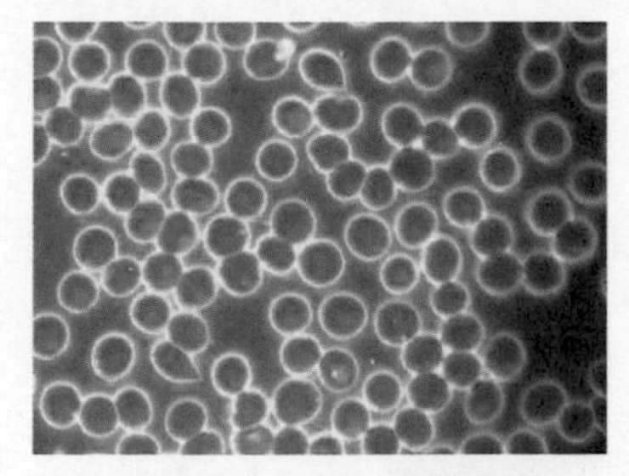

（正常紅血球，彩圖 4-1）

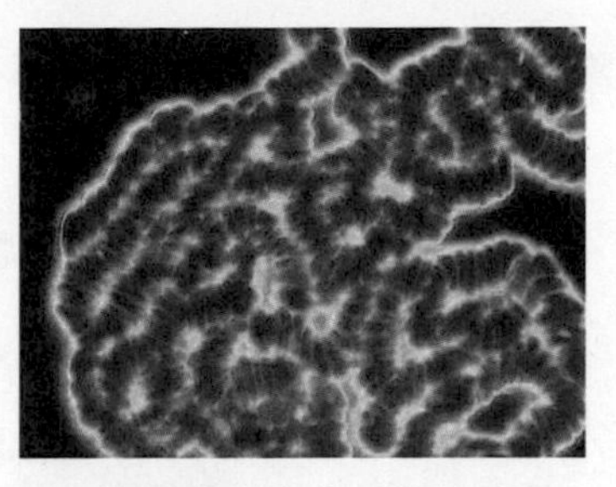

（不正常紅血球，彩圖 4-2）

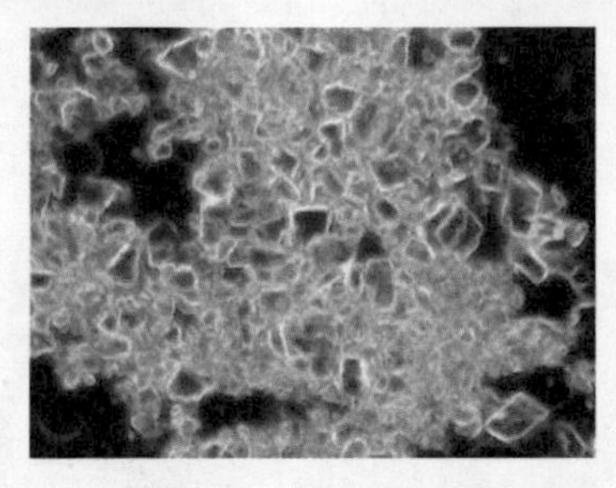

（彩圖 5-1，大體積膽固醇）

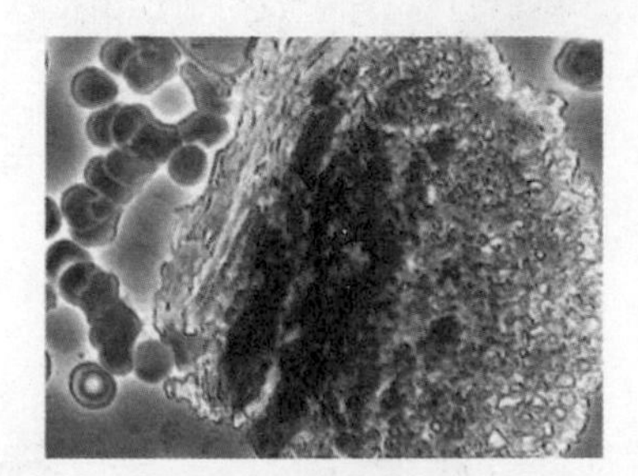

（彩圖 5-2，大體積血脂肪）

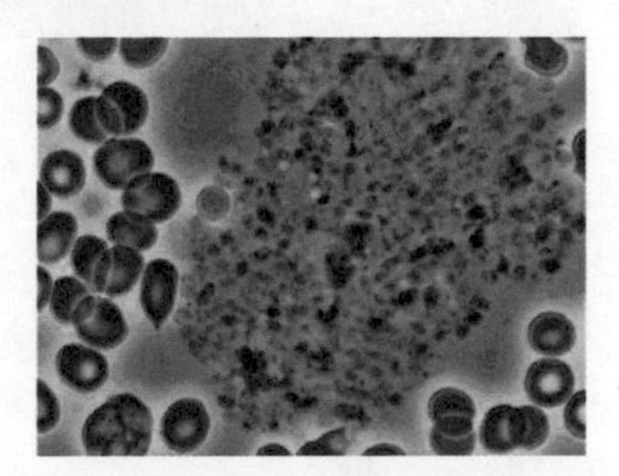

（彩圖5-3，大體積血小板）

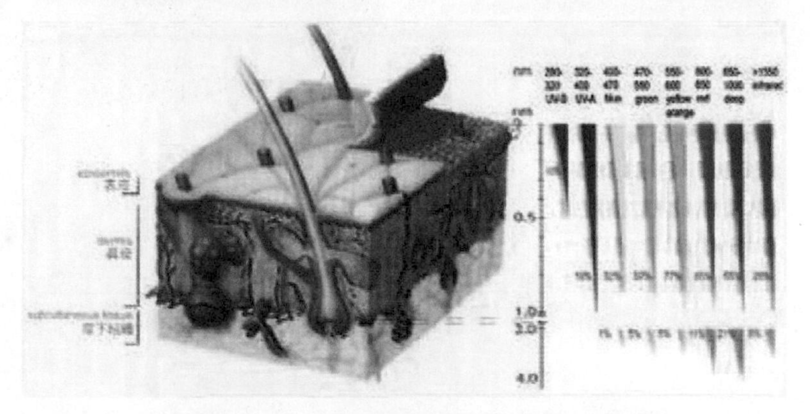

彩圖6，Bioptron 不同波長的光在人體皮膚內的傳導

治療 10 次後（彩圖 7-1）

上 海 国 宾 医 疗 中 心

MTD 检 查 报 告 单

姓名：方█廷　性别：男　年龄：55　岁　MTD 检查号：2004083018

检查图片：

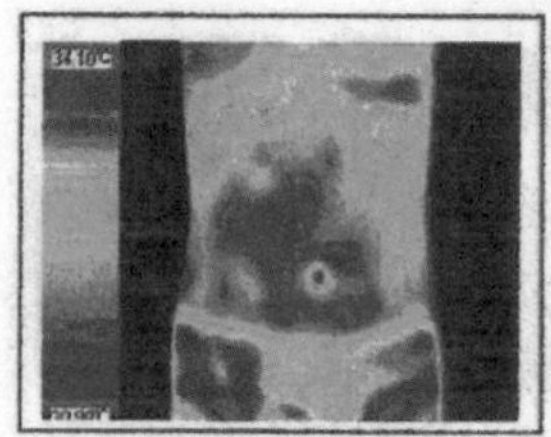

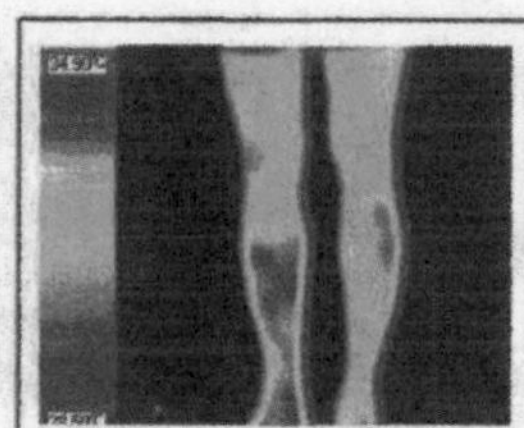

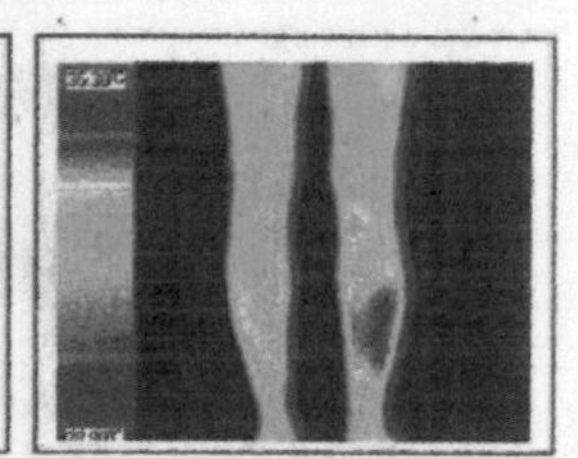

检查结果：

MTD 所见：

提示：

1.胃、结肠炎性反应

2.肝脏代谢不良

3.前列腺代谢异常

4.左下肢血循环不良，右下肢高温反应

医师：

检查日期：2004 年 8　月 30 日

治療 20 次後（彩圖 7-2）

上 海 国 宾 医 疗 中 心

MTD 检 查 报 告 单

姓名：方■廷　性别：男　年龄：55　岁　MTD 检查号：2004092318

检查图片：

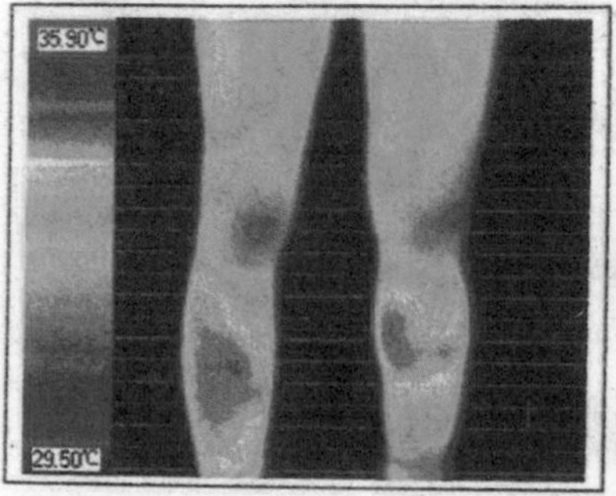

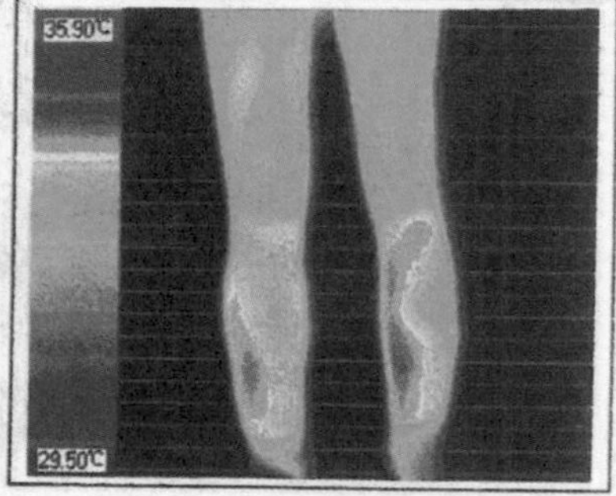

检查结果：

MTD 所见：

提示：

1. 右下肢轻度高温反应

医师：

检查日期：2004 年 9 月 23　日

兩個月後（彩圖 7-3）

上 海 国 宾 医 疗 中 心

MTD 检 查 报 告 单

姓名：方■廷　性别：男　年龄：55　岁　MTD 检查号：2004110818

检查图片：

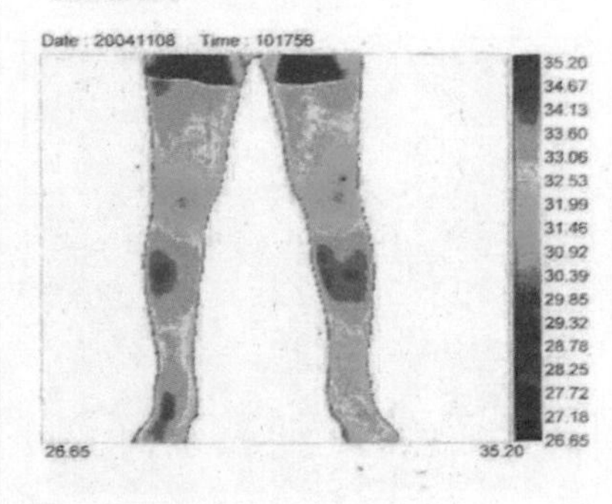

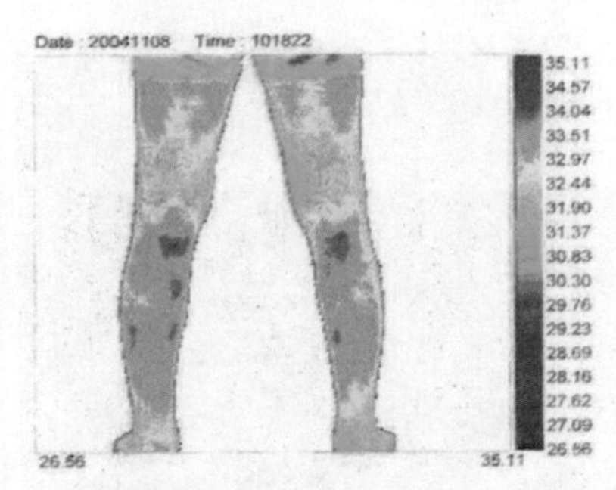

检查结果：

MTD 所见：

提示：

1. 右下肢轻度高温反应

医师：[签名]

检查日期：2004 年 11 月　8　日

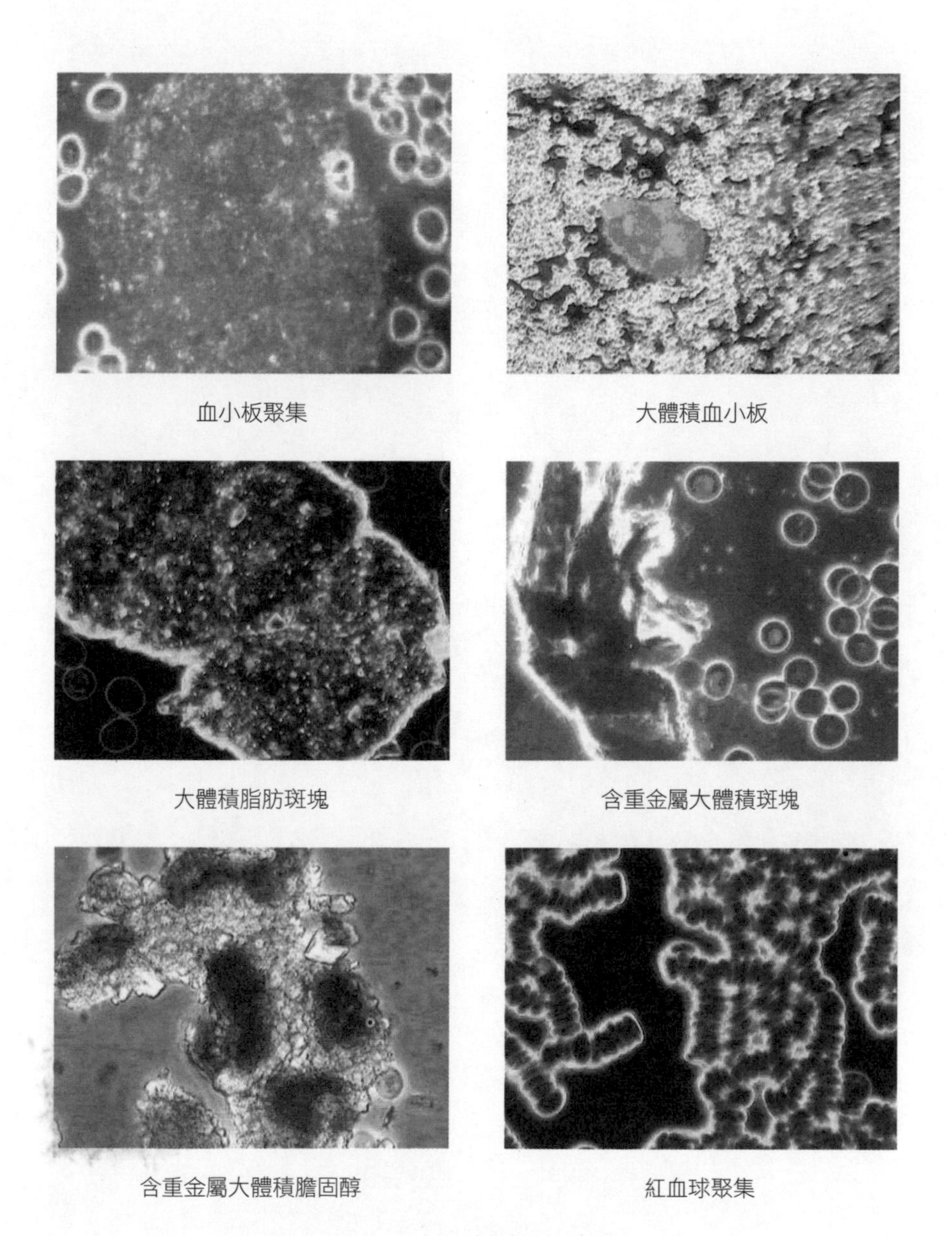

血小板聚集

大體積血小板

大體積脂肪斑塊

含重金屬大體積斑塊

含重金屬大體積膽固醇

紅血球聚集

（彩圖 8）